我的自闭症

发现自己的隐形天赋

Devon Price

[美] 德文·普莱斯 著

陶尚芸 译

Unmasking Autism

Discovering the New Faces
of Neurodiversity

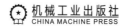

机械工业出版社
CHINA MACHINE PRESS

本书认为，人的一生貌似一场假装热情的漫长跋涉，虽然现在的生活很艰难，但也应该努力真实地生活。作者希望每一个自闭症患者都能感受到巨大的解脱，通过认清自己和摘下面具，向世界展示真实的、内心残疾的自己，建立属于自己的人际关系、发现自己的独特价值、培养特殊的兴趣，以便获得足够的安全感和归属感，绘制出自己真实且珍贵的人生蓝图。为此，作者认为，自闭症患者首先要培养自信心和自我同情心，从而达到自我接纳的新高度。同时，本书还概述了蒙面自闭症患者可以采取的策略，描述了易于接受神经多样性的世界可能的样子，倡导我们应该重塑对自闭症的刻板印象，建立一种包容的文化氛围。

Unmasking Autism: Discovering the New Faces of Neurodiversity
by Devon Price PhD
ISBN: 9780593235232
Copyright © Devon Price, 2022
All rights reserved including the right of reproduction in whole or in part in any form.
This edition published by arrangement with Harmony Books, an imprint of Random House, a division of Penguin Random House LLC

由机械工业出版社与企鹅兰登（北京）文化发展有限公司 Penguin Random House (Beijing) Culture Development Co., Ltd.合作出版

北京市版权局著作权合同登记 图字：01-2023-1840号。

图书在版编目（CIP）数据

我的自闭症：发现自己的隐形天赋 /（美）德文·普莱斯（Devon Price）著；陶尚芸译. — 北京：机械工业出版社，2023.10
书名原文：Unmasking Autism: Discovering the New Faces of Neurodiversity
ISBN 978-7-111-73848-0

Ⅰ.①我… Ⅱ.①德… ②陶… Ⅲ.①孤独症 – 研究 Ⅳ.①R749.99

中国国家版本馆CIP数据核字（2023）第173506号

机械工业出版社（北京市百万庄大街22号 邮政编码100037）
策划编辑：坚喜斌　　　　　责任编辑：坚喜斌 陈 洁
责任校对：王荣庆 梁 静　责任印制：单爱军
北京联兴盛兴印刷股份有限公司印刷
2023年11月第1版第1次印刷
145mm×210mm · 8.875印张 · 1插页 · 196千字
标准书号：ISBN 978-7-111-73848-0
定价：59.00元

电话服务　　　　　　　　网络服务
客服电话：010-88361066　　机 工 官 网：www.cmpbook.com
　　　　　010-88379833　　机 工 官 博：weibo.com/cmp1952
　　　　　010-68326294　　金 书 网：www.golden-book.com
封底无防伪标均为盗版　　　机工教育服务网：www.cmpedu.com

谨以此书献给我在网上认识的所有自闭症患者，那时我还不知道如何做好自己。

在我最痛苦迷茫的日子里，你们的友谊就像我生命沙漠里的一片绿洲。

序言

疏离感

2009年夏天，我从克利夫兰搬到芝加哥，当时根本不知道自己需要交朋友。那年我21岁，一本正经，不爱交际，我真的认为自己不需要别人的陪伴。我搬到城里读研究生，我自认为可以把所有精力都投入课程和研究之中，而不去想其他事情。

在那之前，独处对我很有帮助。我在学业上成绩优异，过着一种"思考型生活"，不必过多地担心自己的许多问题。我患有饮食失调症，消化系统严重受损，还有性别焦虑症，因此怨恨别人对我的态度，却弄不明白为什么。我不知道如何接近别人或发起对话，我也不想去学习如何互动，因为大多数的互动让我感到恼怒和无人理睬。此外，我仅有的几段感情都是纠缠不清的。我为别人解决问题，试图控制他人的情绪，却没有能力对不合理的要求说"不"。除了想成为一名教授，我不知道自己还想从生活中得到什么。我不想拥有自己的家庭，也没有爱好，我认为自己真的没有接受爱的能力。但我的成绩很好，我的智慧为我赢得了很多赞誉，所以我只关注这些优点。我假装其他的一切都是无意义的消遣。

研究生入学后，我很少和新认识的同学出去玩。只出去玩了几次，却喝得酩酊大醉，这样我才能缓解内心的压抑，还会显得"有趣"。除此之外，我整个周末都独自待在公寓里，阅读期刊文章，沉迷于奇怪的互联网未知世界。我不允许自己有其他爱好。我几乎不锻炼，也不做饭。如果只是想得到一点关注，我偶尔会与人搭讪，但每次互动都是冷冰冰的，就和背台词似的。我没有意识到自己是一个多面性的人。

那年冬天，我变成了一个孤独且孤立的"废物"。我会花一小时坐在浴室里，任凭热水像雨点一样洒在我身上，根本不想站起来。我和别人说话都有困难。我想不出任何研究思路，对自己正在学习的东西完全失去了兴趣。我的上司会因为我在开会时对她翻白眼而痛斥我。晚上，绝望和不堪的情绪会让我浑身颤抖，我在房间里踱来踱去，呜咽着，用手腕敲打自己的太阳穴。我的孤独不知何故成了一种禁锢，使我严重缺乏社交技巧或情感上的自我意识，无法让自己摆脱孤独的感觉。

我不明白自己是如何陷入那个悲惨境地的。我怎么知道我需要朋友和生活？当我首次尝试与他人沟通但结果并不令人满意时，我怎么能与他人建立联系呢？我真正喜欢或关心的是什么？与人相处时，我觉得自己必须不断审视自己的本能反应，并假装产生了正常的兴趣和感觉。我还感觉，别人都太强势了，他们那么大声，那么飘忽不定，他们的目光像激光束一样刺向我，令我痛苦不已。我只想坐在黑暗的角落，不被人打扰，不被人指指点点。

我相信自己有一些根本性问题。我的崩溃方式似乎无法言喻，别人却不言而喻。我又这样煎熬了好几年，陷入了筋疲力尽的地步，情绪崩溃，依赖恋爱对象进行社交和实现自我价值感，半夜里在谷歌上搜索"如何交朋友"之类的问题。尽管如此，我却从未考虑过寻求帮助或与任何人分享我的感受。我的生活有一套非常狭隘的规则，其中最主要的就是保持独立和刀枪不入。

2014年，当我在俄亥俄州桑达斯基的雪松角游乐园度假时，情况终于开始发生变化。我的家人每年都去那里度假。我们是一个热爱生活的家族。我和表弟一起坐在放满热水的浴缸里。表弟最近离开家去上大学了，他觉得这个转变非常具有挑战性。他向我坦白，他最近被诊断为自闭症患者。当时我刚刚获得社会心理学博士学位，所以他想知道我是否对自闭症谱系障碍（Autism Spectrum Disorder, ASD）有所了解。

"对不起，我真的不知道，"我告诉他，"我不研究精神疾病患者，我研究的是'正常人'的社会行为。"

表弟开始和我谈论他所挣扎的所有事情。比如，与同学相处是多么困难的一件事，他感觉自己有些飘忽不定和过度兴奋。表弟去心理咨询室咨询，一位治疗师说他可能患上了自闭症。然后，表弟指出，他注意到所有自闭症特征在我们家人身上都很常见。我们都不喜欢改变。我们都不擅长谈论自己的情绪，大多数时候都是套用浅显的脚本进行互动。我们中的一些人对食物的质地和强烈的味道感到困扰。我们絮絮叨叨地谈论着我们感兴趣的话题，甚至惹得别人厌烦得要命。我们很容易被变化绕晕，很少走出家门去体验新鲜事物或结交新朋友。

当表弟告诉我这一切时，我感到恐惧。我不希望这些都是真的，因为在我看来，自闭症是一种令人难以启齿的、可能毁掉生活的疾病。这让我想起了克里斯（Chris），他是一个不协调的、"古怪"的自闭症孩子，和我一起上学的人都不曾善待他。自闭症让我想起了电视剧中那些孤僻、易怒的角色，比如，本尼迪克特·康伯巴奇（Benedict Cumberbath）饰演的神探夏洛克（Sherlock）和《生活大爆炸》（*The Big Bang Theory*）中的谢尔顿（Sheldon）。这会让人想起那些不会说话的孩子，他们戴着笨重的大耳机去杂货店买东西，还被视为"物体"，不被当人看待。虽然我是个心理学家，但我所知道的关于自闭症的一切都是最广泛的、最不人道的刻板印象。如果我是自闭症患者，就意味着我已经崩溃了。

当然，我已经崩溃很多年了。

度假结束一回到家，我就把包扔在地上，坐在地板上，把笔记本电脑放在膝盖上，开始痴迷地阅读有关自闭症的图书。我阅读了期刊文章、博客文章、YouTube视频和诊断评估材料。我对我当时的伴侣隐瞒了这种强迫性阅读嗜好，就像我对生活在我周围的人隐瞒了我内心最深处的一切迷恋一样。我很快就了解到，这是自闭症患者的一种普遍特征。我们倾向于抓住那些让我们着迷的事物，我们专注的热情也让人觉得奇怪。而在我们的激情遭遇嘲笑后，我们会对自己的特殊兴趣遮遮掩掩。我已经从主动和被动两个角度思考自闭症了。我清楚地看到自己在社群中的反映，这一事实让我既害怕又兴奋。

关于自闭症，我读得越多，就懂得越多。我总是无力应对巨大的噪声和明亮的灯光。我在人群中会莫名其妙地生气。笑声和闲聊声会使我暴怒。当我压力太大或被悲伤压倒时，我发现自己连话都说不出来。我把这些事藏了这么多年，因为我确信这会让我变成一个无趣的、不讨人喜欢的混蛋。现在，我开始想，我为什么要把自己想得这么糟糕呢。

自闭症是我最近的执念，我无法停止阅读相关图书和思考相关问题。但我过去还有很多其他的特殊兴趣。我记得小时候对看蝙蝠和恐怖小说充满了热情。无论大人还是小孩，都曾指责我对这些的兴趣太过"怪异"和"亢奋"。我在很多方面都太"过分"了。对其他人来说，我的眼泪是不成熟的臭脾气，我的意见是居高临下的谩骂。随着我的成长，我学会了不那么紧张，不那么尴尬，不那么执着于做我自己。我开始研究别人的言谈举止。我花了很多时间在脑海中剖析各种对话，我还钻研了心理学，以便更好地了解别人。因此，我获得了社会心理学博士学位。我需要仔细研究那些对别人来说似乎很自然的社会规范和思维模式。

我私下研究自闭症一年左右，随后发现了自闭症自我调适群体。某个自闭症患者领导的运动认为，我们应该把精神残疾视为人类差异的一种完全正常的形式。这些思想家和活动家说，自闭症患者的存在方式根本没有错，正是社会未能适应他们的需求，才让他们感到支离破碎。博客《真实的社交技能》(*Real Social Skills*)的作者拉比·鲁蒂·里甘(Rabbi Ruti Regan)和《奇妙的神经》(*Neurowonderful*)系列视频的创作者阿米特·沙伯(Amythest Schaber)等人教会了我神经多样性的概念。我逐渐认识到，许多精神残疾是由社会排斥造成的或恶化的。有了这些知识和不断增长的自信，我开始在现实生活中接触自闭症患者，在网上发布关于自闭症的信息，并参加当地神经多样性人群的聚会。

我发现，有成千上万的自闭症患者和我一样，他们在经历了多年迷茫的自我厌恶，长大成人后便发现了自己的精神残疾。在孩童时代，这些自闭症患者就表现了明显的笨拙，但他们并没有得到帮助，反而遭遇了嘲笑。他们和我一样，也制定了应对策略来融入社会。比如，盯着一个人的额头看，以此模拟眼神交流，或者根据自己在电视上看到的交流场景来死记硬背对话脚本。

这些隐秘的自闭症患者大多依靠自己的智力或其他才能获得认可。还有人变得非常被动，因为如果他们淡化自己的个性，就不必冒险变得过于"激进"。在他们无害的、专业的虚饰之下，他们的生活正在分崩离析。他们中的许多人饱受自残、饮食失调和酗酒之苦。他们被困在虐待或不尽如人意的关系中，不知如何才能体会被人关注和欣赏的感觉。几乎所有的人都很沮丧，被一种深深的空虚感困扰。他们的整个生活都源于他们对自己的不信任、对身体的仇恨和对欲望的恐惧。

我注意到，自闭症患者屈服于这种命运的模式十分明确。女性自闭症患者、跨性别者和有色人种在年轻时的特征常常被忽视，或者他们的痛苦症状被解读为"操纵欲强"或"攻击性强"。那些在贫困中长大的、无法获得心理健康资源的自闭症患者，也是如此。同性恋和性别错位症的男性通常不太符合自闭症的特征，因此不能被诊断为自闭症患者。年长的自闭症患者从未有机会接受评估，因为在他们的童年时期，关于精神残疾的知识非常有限。这些系统性的排斥迫使一大批形形色色的精神残疾人士生活在默默无闻之中。这就产生了我现在称为"蒙面自闭症"的概念，这是被研究人员、心理健康医生和非自闭症患者领导的自闭症组织广泛忽视的自闭症伪装版本，比如饱受诟病的"自闭症之声"。

当我使用"蒙面自闭症"这个术语时，我指的是任何偏离我们在大多数诊断工具和几乎所有媒体对自闭症的描述中看到的自闭症状的标准形象。自闭症是一种相当复杂的多面性障碍，涵盖了许多不同的特征，表现方式也是五花八门。我也在谈论那些因为阶级、种族、性别、年龄的差距以及医疗保健的缺失等原因而没有被认真对待的自闭症患者。

通常，具有传统意义上"男性化"兴趣和爱好的白种人男性，在年少时就被标记为"潜在自闭症患者"。即使在相对优越的阶层中，也几乎只有富裕和中上阶层的自闭症儿童才能得到确诊。当临床医生或媒体描述自闭症时，一直以这个群体为原型。自闭症的所有诊断标准都是基于这个群体的表现而定的。每一个自闭症患者都受到了这种狭隘观念的伤害，即使是白种人、有钱人、顺性别的男孩，也很可能受到这种观念的影响。长期以来，我们只是被认为是白种人自闭症男孩给他们富裕的父母带来的"麻烦"。我们复杂的内心生活，我们自己的需求和疏离感，神经正常人群迷惑我们、扰乱我们甚至虐待我们的方式，都因为自闭症"镜头"而被忽视了几十年。只有当我们的精神残疾给我们的看护者、老师、医生和其他掌控我们生活的人带来挑战时，我们才会被他们定义为我们貌似欠缺心理健康。

多年来，心理学家和精神病学家一直在讨论"女性自闭症"的存在，这是一种假设的自闭症亚型，貌似比"男性自闭症"要温和得多，也更适合融入社会。患有所谓"女性自闭症"的人能够进行眼神交流和对话，或者隐藏她们的抽搐和感官敏感性。她们可能在人生的头几十年里完全不知道自己是自闭症患者，反而认为自己只是害羞或高度敏感。近年来，公众逐渐习惯了女性自闭症患者的存在，一些优秀的图书，如珍娜拉·尼仁伯格（Jenara Nerenberg）的《发散性思维》（*Divergent Mind*）和露迪·西蒙（Rudy Simone）的《你好，我是阿斯伯格女孩》（*Aspergirls*），都在努力建立对这一群体的认知。喜剧演员汉纳·盖茨比（Hannah Gadsby）和作家妮科尔·克利夫（Nicole Cliffe）等知名女性公开承认自己是自闭症患者，这也起到了辅助效果。

　　不过，"女性自闭症"这个概念存在一个重大问题。这个标签并不能很好地解释为什么有些自闭症患者会掩盖她们的自闭症特质，或者多年来她们的需求一直被忽视。首先，并不是所有患有自闭症的女性都属于女性自闭症亚型。许多女性自闭症患者明显进行着自我刺激并努力社交，却饱受崩溃和自我封闭的折磨。自闭症科学家和活动家天宝·格兰丁（Temple Grandin）就是一个很好的例子。她说话的语气有些单调，还避免眼神接触，甚至像年幼的孩子一样渴望感官刺激和压力。尽管以今天的标准看，格兰丁是非常典型的自闭症患者，但她直到成年后才被确诊。

　　女性自闭症患者之所以被忽视，并不是因为她们的"症状"比较温和。即使是具有典型自闭症行为的女性，也可能多年未被诊断出来，这仅仅是因为她们是女性，而且她们的经历不像男性那样受到专业人士的重视。此外，并不是所有被忽视和被轻视的自闭症患者都是女性。许多男性和非二元性别者的自闭症也被掩蔽了。我们把这种戴着社会面具、易于陷入心理伪装的自闭症称为"女性版"自闭症，是为了表明伪装是一种性别现象（甚至是出生时被赋予的性别），而不是一种更广泛的社会排斥现象。女性不会因为生理原因患上"温和型"自闭症，那些被边缘化的自闭症患者因为她们在社会中的边缘地位而被人忽视。

　　当自闭症患者没有得到资源或获得自我认识的途径时，当他们被告知他们被污名化的特征只是一个破坏性的、过度敏感或令人讨厌的孩子的迹象时，他们别无选择，只能发展出一种典型的神经表象，总是戴着那种典型的神经面具，让人感觉非常不真实，维持起来也让人身心俱疲。这也未必是有意识的选择。戴上面具掩蔽是外界强加给他们的一种排斥状态。一个未出柜的同性恋者，并不是在某一天突然决定要出柜的。从本质上讲，他们生来就容易出柜，因为异性恋是正常的，同性恋却被视为罕见的反常现象。同样，自闭症患者的脸上天生就戴着一副典型的神经面具。它假定所有人都以类似的方式进行思考、社交、感觉、表达情感、处理感官信息和交流。我们都必须遵守本土文化规则，并实现无缝融合。自闭症患者中那些需要以另一种方式进行自我表达和自我理解的人遭到了拒绝。因此，他们作为一个人在这个世界上的第一次体验，就是一段被看作异类和感到困惑的体验。他们只有意识到人类存在还有其他方式，才有机会摘下面具。

我发现，我的整个生活以及我所面临的几乎每一个挑战，都可以通过一个隐形的自闭症"镜头"来理解。我的饮食失调是惩罚我的异常身体和自闭行为的一种方式，也是让它符合传统审美标准、保护我免受负面关注的一种手段。我的"社交孤立"是在别人拒绝我之前我先拒绝别人的一种方式。我的工作狂行为是自闭症过度执着的一种表现，也是可以接受的、助我远离那些让我不知所措的公共场所的一个借口。我陷入了不健康的、相互依赖的关系，因为我需要被认可，但不知道如何得到认可，所以我只能把自己塑造成当时伴侣想要的样子。

经过几年对自闭症的研究，以及对"蒙面自闭症"这一社会现象的理解，我开始在网上发布这方面的文章。我发现成千上万的人对我的研究产生了共鸣和认同。事实证明，自闭症并不是那么罕见（今天大约有2%的人被诊断为自闭症患者，还有更多的人有亚临床特征或无法得到确诊）。在我的职业圈和社交圈里，很多人私下对我说，他们也是神经多样性的自闭症患者。我遇到过一些全职从事视觉设计、表演、音乐剧和性教育的自闭症患者，这些领域与我们的逻辑思维、所谓的"机器人"思维无关。我认识了更多的黑色人种、棕色人种和先天性的自闭症患者，他们一直受到精神病学界非人性化的折磨。我见过一些自闭症患者，他们一开始被诊断为边缘型人格障碍、对立违抗型人格障碍或自恋型人格障碍。我还发现了许多像我这样的跨性别者和性别错位症的自闭症患者，他们总是因为自己的性别和神经类型而感觉"不对劲"。

在这些人的生活中，自闭症是独特而美丽的源泉。但环绕在他们周围的残疾歧视，一直是疏离感和痛苦的源泉，这是不可思议的。大多数人挣扎了几十年才发现自己的真实身份。几乎所有人都觉得自己很难摘下戴了很久的面具。即使是这样的事实，也让我对自己摘下面具后的新身份感到更舒适，不再那么支离破碎和孤苦伶仃。我们中的很多人被迫戴上面具，以掩蔽自己。然而，我们加入的群体越多，我们掩蔽的压力就越小。

在与其他自闭症患者相处的过程中，我意识到，生活并不一定都是掩蔽的痛苦。当我和同病相怜的人在一起时，我会更加直言不讳。我会要求调谐，比如，调暗灯光或打开窗户以稀释某人身上的香水味。我周围的人越放松，越热情地谈论他们的特殊兴趣，越兴奋地原地摇摆，我就越感觉到，关于我的真实自我以及我的大脑和身体如何工作的问题，就没那么丢人了。

多年来，作为一名社会心理学家，我一直在利用自身技能去解读有关自闭症的科学文献，并与自闭症活动家、研究人员、教练和治疗师联系，以巩固我对人类普遍神经类型的理解。我也在努力摘下自己的面具，去接触那个内心脆弱、飘摇、古怪的自己，那个我在社会环境中习惯于掩蔽的自己。我已经认识了很多自闭症自我调适社区的领军人物，并且阅读了许多自闭症治疗师、教练和活动家开发的资源，这些资源有助于训练彼此，让大家一起放下约束和摘下面具。

今天，我不再掩饰自己被巨大的噪声和明亮的灯光折磨的事实。当人们的语言或肢体动作让人无法理解时，我会直接要求他们给出明确的解释。传统的"成人"标准，比如拥有一辆车或生了几个孩子，对我没有吸引力，我知道这完全没问题。我每天晚上都抱着毛绒玩具睡觉，让风扇大声地吹着，以隔绝邻居的噪声。当我兴奋时，我会拍着手，原地摇摆扭动。在美好的日子里，我认为这些事情不会让我变得幼稚、胆怯或糟糕。我爱真实的自己，别人也能领会并喜欢真实的我。更诚实地面对自己，让我成为一名更有成效的老师和作家。当我的学生陷入困境时，我能够与他们沟通，让他们知道维持正常的生活是多么的不易。当我用自己的声音从自己的角度写作时，我与听众和读者的联系会深入心灵，效果远胜于我试图表现得像一个普通的、受人尊敬的专业人士。如果不摘下自闭症面具，我觉得自己被诅咒了，内心几乎死去。人的一生貌似一场假装热情的漫长跋涉。现在的生活仍然很艰难，但我觉得自己充满了活力。

我希望，每一个自闭症患者都能感受到巨大的解脱，并享受通过认清自己和摘下面具而发现的归属感。我也相信，提及自闭症自我调适社区的未来，每个人都应该努力更真实地生活，并要求得到我们所需要的帮助。我希望通过这本书，帮助其他自闭症患者了解真实的自己，与其他神经多样性者一起努力，逐渐找到摘掉面具的自信。

摘下自闭症面具，可能会从根本上改善自闭症患者的生活质量。研究一再表明，把真实的自我封闭起来，在情感和身体上都是毁灭性的。如果符合正常的神经标准，我们会获得暂时的认可，但这是以沉重的生存成本为代价的。掩蔽是一种令人筋疲力尽的表演，会导致身体疲惫、心理倦怠、抑郁、焦虑，甚至产生自杀的念头。掩蔽还掩盖了一个事实，即世界对我们来说是难以接近的。如果非自闭症患者从未听到我们的需求，也从未看到我们的挣扎，那么他们就没有理由来迎合我们。我们必须要求得到我们应得的待遇，不再为了安抚那些忽视我们的人而活着。

拒绝表现神经正常，是心理残疾人士正义的革命性行为，也是一种自爱的激进行为。但为了让自闭症患者摘下面具，向世界展示真实的、内心残疾的自己，我们首先要有足够的安全感，以便重新认识真实的自己。培养自信和自我同情，需要一段完整的旅程。

本书适合任何具有神经多样性（或者怀疑自己具有神经多样性）并希望达到自我接纳新高度的人阅读。神经多样性是一把"宽伞"，遮住了很多很多的人——从自闭症患者到注意缺陷多动障碍患者，再到精神分裂症患者、脑损伤患者或自恋型人格障碍患者。虽然本书的重点是"蒙面自闭症患者"，但我发现自闭症患者和其他神经多样性群体之间有相当多的重叠之处。我们中的许多人都有相同的心理健康症状和特征，并出现了重叠或共病诊断。所有人都内在化了精神疾病的污名，并为偏离所谓的"精神正常"感到羞耻。几乎每一个患有精神疾病或精神残疾的人都被"神经正常"的期望压得粉碎，他们反复尝试，却未能赢得人们的认可，还遭遇了游戏规则的伤害。因此，对于几乎每一个神经多样性者来说，都要学习去摘下面具，这是走向自我接纳之旅的必修课。

在接下来的章节中，我将向大家介绍形形色色的自闭症患者，他们蔑视广为流传的刻板印象。我还会解释自闭症是如何被定义的，以及它如何把我们带到今天这个模糊和疏远的境地。我将描述自闭症患者的真实故事，以及一系列心理学研究，旨在告诫大家，自闭症可能以多种方式呈现。我将解释，为什么我们中有这么多人直到晚年才意识到自己患有这种普遍的心理疾病。我将讨论，一辈子戴面具会有多么痛苦。我还将用数据表明，蒙面行为对我们的身心健康和人际关系造成的真正伤害。

最重要的是，我将概述，蒙面自闭症患者可以采取的策略，以停止掩蔽他们的神经多样性特征；我还将描述，易于接受神经多样性的世界可能会是什么样子。我希望有一天，每个人都能接受自己是一个非常怪异的、打破常规的真实自我，并以自己的方式生活，而不用担心被人排斥或遭遇暴力。我曾与各种自闭症教育者、治疗师、教练和作家交谈，以帮助开发这些资源，并在自己的生活中加以检测，我还采访了那些使用这些资源来改善自己生活的自闭症患者。这些经历提供了具体的例子，说明一个不戴面具（或掩蔽范围小）的人到底是什么样子的。当你不再依赖世俗的神经学家的眼光来评判自己时，一切都可以自由地改变——从你的人际关系规范和日常习惯，到你自己的穿衣方式和居家设计。对每个自闭症患者来说，减少一些被困在面具下的生活是可能的。但建立这样的生活，可能是极其艰巨的。当我们一开始思考为什么要掩蔽时，往往会想起很多过去的痛苦。希瑟·R.摩根（Heather R. Morgan）是一名教练和残疾维权人士，她的工作对本书的内容有所帮助。她向我强调，在我们审视自己的面具并学会摘掉面具之前，我们必须首先认识到，我们一直在向世界掩蔽的自己是值得我们自己信任的。

她说："我认为，在得知戴着面具生活的人会有安全感之前，我们要思考他们的面具是从哪里来的，因为摘下面具是有风险的。如果我们没有一个安全的切入点，就连纸上谈兵都是可怕的。"

在我自己的生活中，在本书中采访的自闭症患者的生活中，我已经看到了积极的证据，表明揭露真相的过程是值得的。但如果你刚刚开始这段旅程，那么你会对真实的自己感到迷茫，你可能还不相信，你的心灵彼岸还有一个等待你摘下面具的、珍贵的你自己。你可能还是被有关自闭症的负面媒体形象困扰，或者担心摘下面具会让你变得不那么正常，或者太奇怪，或者失去爱的能力。你可能也意识到，让你的心理残疾被人看到，有着现实的、实质性的风险，特别是如果你在社会中处于边缘地位。出于不可思议的理性原因，你可能会把真实与不安全感联系在一起，你可能不确定如何以及何时摘下面具。所以，我们首先要花点时间考虑一下摘下面具的积极方面，以及不那么拘束的生活对你来说会是什么样子的。

下面是希瑟·R.摩根开发的一个练习，她在与自闭症患者第一次见面时就用到了这个练习。该练习旨在帮助蒙面自闭症患者对自己产生更多的信任，并思考面具背后存在的美好事物。

基于价值观的融合过程

找到原因

指令：想想你生命中感觉自己充满活力的五个时刻。试着从你的生活中找到一些高光时刻（童年、青少年、成年；

学校、工作、假期、爱好)。

有些时刻可能会让你感到敬畏和惊奇:"哇,如果所有的生命都是这样的,那么生活将会多么奇妙!"

有些时刻可能会让你感觉精力充沛,准备好迎接下一个挑战,或者感到满足和充实。

写下每一个这样的时刻,尽可能详细地讲述这些时刻的故事。试着具体想想为什么那一刻的情景会如此戏剧化地萦绕在你的心头。

时刻 #1:

时刻 #2:

时刻 #3:

时刻 #4:

时刻 #5:

完成这个练习可能需要一些时间。你可以花几天甚至几周的时间来反思,确保你能回忆起各种场景和时间段的一瞬间。我们会在本书的后面回顾这些时刻,但现在,你的脑海中也会浮现一幕幕让你沉醉的往事。

当我们讨论导致这么多人陷入"蒙面自闭症"的系统性力量,并探索"蒙面"如何影响自闭症患者的生活时,大家可能会发现,我们很有必要常常回到这些记忆瞬间,并从中汲取力量。让你的回忆提醒你,你的精神并没有崩溃,你的内心已经建起了一幅真实且珍贵的人生蓝图。

目 录

自闭症到底是什么

　　克丽丝特尔（Crystal）在年幼时表现出许多今天心理学家认为是传统自闭症的行为：她把玩具排成一排，却不玩玩具，而是盯着墙、啃毯子，她很难理解玩笑和嘲笑的区别。20世纪90年代，她已长大，但"看起来不够像自闭症"，很难被确诊。

　　她说："实际上，我妈妈认为我应该接受自闭症评估。但被我爷爷制止了。他说'不，不可能，克丽丝特尔是多么好的一个小姑娘！她没有任何毛病。想都别想这种事儿。'"

　　克丽丝特尔的祖父可能认为自己是在保护她，以免她被一个会给她带来一生虐待的标签困住。他当然不是唯一一个这样做的人。逃避标签（采取措施逃避诊断）是残疾和精神健康污名化的一个非常常见的后果。公开承认自己是残疾人，确实意味着被许多人视为能力不足，缺少人情味。尽管掩饰自己的残疾状况可能会造成损害和弄巧成拙，但这绝不是一种偏执的行为。这是对残疾人所面临的偏见的理性反应。这也不是自闭症所独有的，许多精神疾病患者和隐性身体残疾者都选择避开诊断可能带来的耻辱标记。

我父亲一生都在隐瞒他的脑瘫和癫痫病史。没有人知道他的情况，除了我的祖母、我的母亲，最后是我。他从未上过大学，因为他需要透露自己对校园残疾服务的需求。他只申请那些不需要写作或打字的工作，以免暴露他糟糕的精细运作和控制能力。小时候，我为他的草坪修剪业务打印传单，因为他不会用电脑。我十几岁时才发现他的情况。在他和我母亲的婚姻破裂之后，他抽泣着向我坦白了这件事，仿佛这是一个可怕的秘密。他告诉我，他的母亲让他隐瞒自己的病情，因为在他从小长大的阿巴拉契亚小镇，公开自己的残疾是不被接受的。羞耻和自我厌恶一直伴随着他，直到他死于糖尿病（他成年后患上糖尿病，也拒绝治疗），才得以解脱。

父亲去世多年后，我才发现自己患有自闭症，但他是第一个向我证明隐藏残疾是多么痛苦和自我毁灭的人。他的一生都在隐藏真实的自己，他的心理防御机制慢慢地杀死了他。

20世纪90年代，逃避标签行为在潜在自闭症儿童的父母中很常见，因为人们对这种疾病知之甚少，并将其妖魔化。自闭症患者被认为是智障，而智障人士得不到重视或尊重，所以很多家庭尽最大努力让孩子远离这个标签。尽管克丽丝特尔的祖父想保护她不受偏见的影响，不让她被当作婴儿对待，但他也剥夺了对她来讲重要的自我认知和教育资源，以及在自闭症社区的一席之地。在没有征求克丽丝特尔的意见的情况下，她的家人决定，与其让她在这个世界上被公开边缘化，还不如让她忍受痛苦并隐藏自己的神经多样性。克丽丝特尔在即将30岁时被诊断出癌症，她现在作为成人，仍然需要面对公开病情的压力。

"现在我知道自己是自闭症患者，但我发现得太晚了，"她说，"如果我告诉人们，他们不会愿意相信我。我强装振作的日子太久了，他们意识不到这一切有多么艰难。坦白地说，现在没有人想听别人说，过去有多么艰苦，现在依然艰难。"

在这一点上，我已经听过数百名自闭症患者讲述不同版本的"克丽丝特尔"的故事。一些细节发生了变化，但剧情结构始终如一：一个孩子表现出困难的早期迹象，但当提到残疾问题时，他们的家人和老师会畏缩不前。自己也有自闭症症状的父母或祖父母，对孩子的抱怨不屑一顾，声称每个人都遭受着社会压力、感官敏感、胃部问题或他们自己经历的认知模糊。在孩子的生活中，每个人都认为残疾不是一个人如何运作（以及他们需要什么帮助才能运作）的解释，而是一种损伤的迹象。所以他们推开自闭症的标签，告诉他们的孩子，不要这样大惊小怪。他们相信，他们是在帮助孩子"克服"限制，变得强硬起来，他们鼓励孩子不要表现出明显的古怪，永远不要寻求帮助。

尽管蒙面自闭症儿童无法解释，为什么他们觉得生活如此艰难，但他们仍然吃着苦头。同龄人察觉到他们身上有一种难以名状的"不对劲"，尽管他们尽力表现得很友好，但还是把他们排除在外。当孩子把自己变得渺小而不引人注目时，他们就得到了一些他们极度渴望却永远得不到的爱。所以他们越来越多地这样做，让自己的内心平静下来，让自己不再认为自己受到了不公平的对待。他们努力工作，不求回报，尽可能遵守社会规则。他们长大成人后变得更加谦逊，更不善于表达自己的感受。几十年来，他们一直把自己关在一个限制性神经特区，然后，他们貌似沦陷了，最终任凭所有隐藏在表面之下的情绪翻腾和骚动混乱都萦绕心头。直到那时，他们才发现自己是自闭症患者。

在克丽丝特尔的案例中，崩溃的迹象表现为长达数月的自闭症倦怠。自闭症倦怠是一种慢性衰竭的状态。在这种状态下，自闭症患者的技能开始下降，他们对压力的耐受性大大降低。在克丽丝特尔完成大学毕业论文后，自闭症倦怠就像一辆横冲直撞的卡车撞上了她。她上大学比其他朋友多花了几年时间，但她无法确切解释其中的原因。为了维持生活，她总是被迫辍学。她不可能修完全日制课程。当人们问起这件事时，她撒谎说自己还有一份全职工作。

在大学的最后一年，克丽丝特尔必须为戏剧系当年最盛大的演出监督布景设计。她要设计几十个道具，采购相关材料，监管道具建造，然后在一个庞大的电子表格中跟踪所有的项目。这对她来说压力太大了，尤其是她还要修完剩下的课程。她坚持了下来，头发掉了不少，体重也减轻了，但项目一完成，她就崩溃了。

"毕业后，我在妈妈房间的床上躺了三个月，"她说，"没有找到工作。我几乎不洗澡，卧室的地板上堆满了麦当劳的包装纸，我的家人仍然坚持说我只是懒惰而已。"

最终，克丽丝特尔变得无精打采，再也不想看电视，也不想和家里的小狗一起玩。这让她的母亲非常担心，建议她去看心理医生。此后不久，一份自闭症评估报告新鲜出炉。

"一开始我简直不敢相信，"克丽丝特尔说，"我的家人到现在都不相信。他们对我的生活了如指掌，但他们不想看到端倪。"

最后，克丽丝特尔终于解释，为什么她不能像其他人那样完成那么多的工作，以及为什么像去银行办理业务或坐着听两小时的讲座这样看似基本的任务会让她疲惫得无法思考或说话。规律的生活确实需要她投入更多的意志力。自闭症患者在开始一项任务时经常表现出惰性，在将复杂的活动分解成遵循逻辑顺序的小步骤时会遇到挑战。这使得从基本的家务琐事到找工作和报税等一切事务对他们来说都变得非常具有挑战性，如果没有别人的帮助，他们甚至不可能完成。

除了自闭症带来的所有基本认知和感官挑战，克丽丝特尔还不得不投入大量精力让自己看起来"正常"。她不断地抑制着吮吸手指的冲动，当别人和她说话时，她必须强迫自己注意对方的言语和表情。她读一本书花的时间是正常人的两倍。一天下来，她唯一能做的就是坐在床上吃炸薯条。不过，克丽丝特尔的母亲和祖父对这个新发现的解释并不满意。他们说，如果她的整个生活真的受到了那么严重的伤害，他们就会意识到这一点。

"我希望我能让他们明白，"她说，"自闭症不是他们想的那回事。"

自闭症的定义

在像克丽丝特尔这样的女性身上，自闭症经常被忽视的原因之一是专业人士和公众对自闭症的根本误解。直到最近，大多数人还认为自闭症很罕见，只有小男孩才有，而且很容易看出来。想想达斯汀·霍夫曼（Dustin Hoffman）在电影《雨人》（*Rain Man*）中的形象：他小时候就被送进精神病院，因为他有严重的心理残疾，在家里很难与人相处，他从不与人进行眼神交流，如果没有人密切关注，他就会不经意地走开，这很危险。他有一种不可思议的数学天赋，他的神经正常的哥哥为了个人利益利用了他。这就是所有人被训练的看待残疾的方式：一种让你变得怪异和无助的可怕状况，你的生命只有和你的专家般的技能对别人一样有价值。

到了20世纪90年代中期，克丽丝特尔还是个孩子的时候，有些人对当时所谓的阿斯伯格综合征也有了模糊的认识。阿斯伯格综合征被人刻板地认为是一种"高级功能"的自闭症，通常出现在非常聪明的怪咖和生性粗鲁的技术男身上。在这两种形式中，自闭症都与笨拙、冷漠（而且是男性）、喜欢数字有关。人们对自闭症的病因、成为自闭症患者的感觉，以及这种残疾与癫痫、社交焦虑障碍、注意缺陷多动障碍（Attention-Deficit Hyperactive Disorder, ADHD）或创伤后应激障碍（Post-Traumatic Stress Disorder, PTSD）等其他疾病的共同特征几乎一无所知。

不管人们怎么想，自闭症都不是由粗鲁、男子气概或拥有任何数学技能来定义的。在科学文献中，是否应该将残疾定义为存在明确的行为迹象，比如，难以读懂社交暗示或者犹豫是否开始与他人接触，这是有争议的。与其关注其他人可能会注意到的自闭症的外部信号，我们更关注这种神经类型的神经生物学标记，以及自闭症患者自己报告的内部体验和挑战行为。

自闭症与神经有关。自闭症是一种家族遗传的发育障碍，似乎在很大程度上是遗传性的。然而，它也是由多重因素决定的，这意味着它没有单一的成因：一大堆不同的基因似乎与自闭症有关，每个自闭症患者的大脑都是独特的，并表现出自己独特的连接模式。自闭症是一种发育障碍，因为与典型的神经发育阶段相比，它有延迟：许多自闭症患者在社交和情感技能方面的发育要比正常人晚得多（然而，这可能是因为自闭症患者被迫从零开始发展自己的社交和情感应对技能，因为他们学到的典型神经方法不适合他们处理信息的方式，本书后面会详细介绍）。自闭症与大脑中特定而普遍的差异有关，这导致我们在大脑如何过滤和理解信息方面偏离了神经正常者的标准。

自闭症患者在前扣带皮层的发育上与正常人存在差异，前扣带皮层是大脑中帮助调节注意力、决策、冲动控制和情绪处理的部分。在整个大脑中，自闭症患者的纺锤形神经元（von Economo Neuron, VEN）发育迟缓或减少，这种脑细胞有助于对复杂情况进行快速、直观的处理。类似地，自闭症患者的大脑与正常人的大脑在神经元的兴奋程度上有所不同。简单地说，自闭症患者的神经元很容易被激活，并不能轻易区分自己的大脑可能想要忽略的"扰乱变数"（例如，另一个房间里滴水的水龙头）和值得自己大量关注的关键数据（例如，心爱的人开始在另一个房间里默默地哭泣）。这意味着自闭症患者很容易被一个小刺激分散注意力，而错过一个有意义的大刺激。

自闭症患者的大脑有其独特的连接模式，这与神经正常人群的正常观察结果不同。婴儿出生时，他们的大脑通常是"超连接"的。人类的发展在很大程度上是一个基于生活经验和学习，慢慢修剪无用的联系，并在应对环境方面变得更有效的过程。然而，研究人员发现，在自闭症患者的大脑中，有些区域在其一生中都保持着"超连接"，而其他区域可能连接不足（相对而言）。要总结这些连接模式很难，因为魏茨曼科学研究所的神经生物学家们发现，每个自闭症患者的大脑都表现出不同的连接模式。自闭症患者的大脑线路似乎实际上比神经系统正常者的大脑线路更多样化，研究人员认为，后者具有一致的修剪模式。魏茨曼研究所的研究人员推测，这意味着自闭症患者的大脑对环境的反应不同。正常人的大脑被认为很容易适应外界的感官和社会输入，而自闭症患者的大脑发育和修剪似乎"被扰乱了"。

自闭症患者也较少表现出神经科学家所说的"从全局到局部的干扰"：他们倾向于把注意力集中在小细节上，即使这些细节与非自闭症患者可能看到的整体"大局"不一致。例如，一系列研究发现，自闭症患者在复制现实生活中不存在的、扭曲的3D物体方面远比正常人出色。整体图像是如此的不可能和不合逻辑，让非自闭症患者措手不及，而自闭症患者可以只关注组成图像的单独线条和形状，然后从下往上重新绘制图像。这种对细节的高度关注也适用于自闭症患者处理社交场合。例如，他们关注一个人脸上的小特征，而不是把人们的相似性或情感表达作为一个整体。这有助于解释为什么许多自闭症患者患有面孔失认症（无法识别面孔），以及难以从神经正常者的脸上解读情绪。

综上所述，自闭症患者往往具有以下特质：

- 会对环境中的微小刺激反应过度；
- 很难区分应该忽略的信息或感官数据与应该仔细考虑的数据；
- 高度关注细节，而不是"大局"概念；
- 有深入而审慎的分析能力；
- 决策过程是有条不紊的，而不是高效的；不依赖于思维捷径或"直觉"；
- 需要比神经正常者花费更多的时间和精力去处理事情。

既然我已经解释了一些与自闭症相关的神经学标记，我认为，有必要澄清一个更细微的观点：残疾具有一些生物学标记的事实并不意味着，这比你在一个人的行为中观察到的残疾更"真实"或更合理。自闭症的诊断仍然是基于自闭症患者的行为和所报告的挑战，而不是大脑扫描。自闭症具有神经学特征的事实并不意味着，这是一种比饮食失调或物质成瘾更具有同情心的残疾。这一事实也并不意味着，自闭症患者注定总是以一种特定的方式生活或者总是在苦苦挣扎。

虽然了解人类差异的生物学在很多方面都是有益的，但将残疾缩小到"生理原因"确实存在风险。这样，人们会认为，自闭症患者的生理特征决定了其命运，在某些不可改变的方面，他们比神经正常者更加弱小。事实上，一些研究表明，当人们把抑郁症和注意缺陷多动障碍等残疾理解为纯粹的生理问题时，他们实际上表现出了对此类疾病患者的更多歧视（侮辱性不减）。认为一个残疾群体无法改变他们自己的想法是不人道的，也是束手束脚的，尽管有些人也认为，这是一种解放和认可。

当社会刚开始接纳一个边缘化群体时，这种接纳通常会包裹着一层"天生如此难自强"的故事"外衣"。例如，在21世纪初，许多异性恋盟友声称支持同性恋，因为成为同性恋不是一种选择，我们无法阻止自己成为同性恋。当时，有很多科普类文章探索寻找"同性恋基因"，并提出子宫内的某些激素暴露可能会使胎儿倾向于成为同性恋。今天，我们已经很少讨论同性恋的生物学原因了。至少在美国，同性恋已经开始被足够多的人接受，以至于酷儿们不必为自己的存在辩护，只要坦诚地说"我们忍不住要这样做"。如果有人选择成为同性恋，那也不是问题，因为同性恋是好事。同样地，自闭症患者值得被接纳，不是因为他们情不自禁地拥有他们所拥有的大脑，而是因为成为自闭症患者是件好事。

自闭症与深思熟虑的处理方式有关。 在理解世界时，自闭症患者通常遵循逻辑和理性，而不是情感或直觉。他们深入研究所有的利弊，有时甚至过度，不知道如何在重要变量和次要变量之间划清界限。他们往往不像其他人那样容易适应熟悉的情况或刺激，所以他们经常在思考某个情况时，总是感觉它对自己来说是完全陌生的，即使事实并非如此。所有这些都需要大量的精力、注意力和时间，所以他们很容易就会疲惫不堪、超负荷工作。然而，它也使他们更不容易犯错。实验研究表明，自闭症患者不太容易受到偏见的影响，而一般人都容易受到偏见的影响。例如，考虑下面这个相对简单的问题：

> 一个球棒和一个球的价格共计1.10美元。球棒比球贵1美元。这个球要多少钱？

在实验研究中，超过80%的非自闭症患者都答错了这个问题。他们很快地分析问题，跟着直觉走，然后回答这个球的价格是10美分。正确答案是，球的价格是5美分，球棒的价格是1.05美元，加起来是1.10美元。跳过"明显的"（和错误的）答案，给出正确的答案，需要额外的时间仔细处理。对大多数非自闭症者来说，默认的思维方式是选择显而易见的东西。但由于自闭症患者不能凭直觉处理信息，看不到事物"明显的"答案，所以，他们必须仔细地分解问题。这使得他们更有可能得到正确的答案。

这种缓慢的、审慎的处理方式也有不少缺点。自闭症患者不能总是发现人们没有明确表达的讽刺或"明显的"隐喻。非自闭症患者经常指责自闭症患者对事情想得太多，或者反应太慢、犹豫不决。当面对海量数据时，自闭症患者也会不知所措，而神经正常者更容易忽略这些数据。

自闭症患者是自下而上地处理世界的。如果你想一眼就把自闭症理解为一种残疾和人类差异的来源，最好这样总结：自闭症患者以一种谨慎的、系统的、自下而上的方式处理问题。相比之下，整体主义者以自上而下的方式理解世界。他们在进入一个新的环境时，比如一家不熟悉的餐厅，会快速地环顾四周，然后就如何点餐、坐在哪里、期望得到什么样的服务，甚至说话的声音应该多大，得出合理的结论。他们的大脑会立即开始过滤声音、光线和其他刺激，并做出相应的调整。例如，他们可能会注意到角落里叮当作响的弹球机，但很快就会习惯它，并能够忽略它。当服务员走近时，他们可能会很容易地聊天，即使有人说了一些意想不到的事情，或者他们想要点的菜已经卖完了。他们不依赖于记忆的对话脚本，他们理解自己遇到的每一条数据而无须仔细分析。他们可以即兴发挥。

另一方面，自闭症患者不会依靠下意识的假设或快速的思维捷径做出决定。他们有意识地分别处理环境中的每一个元素，很少将其视为理所当然。如果他们以前从未到过一家特定的餐厅，他们可能会慢慢理解它的布局或弄清楚如何点菜。他们需要真正明确的指示，这是那种你坐下就能得到餐桌服务的地方，还是你应该去柜台点你喜欢的东西的地方。（他们中的许多人在进入一家餐厅之前都会对这家餐厅进行广泛的调查，以掩盖自闭症的事实。）每一处光线、笑声和气味都被他们的感官系统单独接收，而不是融合成一个紧密的整体。为了应对不可预测性，他们分析自己的经验，找出相关模式，并记住一系列规则：如果服务员说X，他就回答Y。当发生意外时，他们必须仔细筛选应对策略。太多的变化可能会让他们变得精疲力竭或者抓狂。

自闭症涉及自闭症患者生活的方方面面。当然，许多非自闭症患者可能会对我刚才描述的一些感受和感觉产生共鸣。"非自闭症"和"完全正常"（即没有任何精神疾病或认知障碍）之间是有区别的。患有社交焦虑障碍的非自闭症患者，在人头攒动的酒吧和餐馆也会感到不知所措，就像自闭症患者一样。患有创伤后应激障碍的人，可能同样会被弹球机的噪声弄得心烦意乱。然而，自闭症和其他疾病的区别在于，自闭症是一种认知和感觉上的差异，影响着自闭症患者生活的各个方面。例如，当一个社交焦虑的人独自在家时，你不会期望他因为暖气片的叮当声而不堪重负（除非他也是自闭症患者或患有感觉处理障碍）。

由于自闭症的神经和认知特征是如此普遍，它几乎影响到自闭症患者的身体和大脑的各个方面。它与一个人的协调性和肌肉张力、解读人们脸上情绪的能力、沟通技巧、反应时间，甚至如何识别疼痛或饥饿的感觉有关。例如，当我看着一个人的脸时，我不仅看到他们散发出"快乐"或"悲伤"的情绪，还看到他们的眼睛、额头、嘴巴、呼吸和姿势的细微变化，然后，我必须努力把这些碎片完整拼凑起来，才能对他们的感觉做出明智的猜测。通常情况下，有太多不一致的数据让人无法理解。当我没有精力仔细处理别人的情绪表达时，对我来说，此人就是不可理解的，会引起我很多焦虑。

自闭症可能会影响自闭症患者对一项活动的专注程度，以及其对纹理、味道和声音的感知方式。自闭症会使一个人倾向于有狂热的兴趣（通常称为"特殊兴趣"），并且非常严格地遵守规则。很多自闭症患者在识别讽刺或解读非语言信号方面都有困难。对其日常生活或期望的干扰会让他们恐慌。他们在学习新技能方面可能比常人需要花费更长的时间。

自闭症属于行为性的病症。自闭症与重复的自我刺激行为（简称"刺激"）有关，这种行为可以是像拍手这样的良性行为，也可以是像咬手指咬到流血这样严重的行为。自我刺激行为是自我调节的重要手段。当我们感到焦虑或压力过大时，它有助于缓解我们的情绪，帮助我们表达喜悦和热情。刺激有很多种方式，刺激可以利用五种感官中的任何一种。我们中的一些人使用"模仿语言"来刺激，也就是说，我们在通过喉咙中的声带振动，重复那些感觉良好的单词、声音或短语。另一些人则是通过调动身体的本体感觉系统（追踪身体运动的神经系统），通过上下跳跃或原地摇摆来刺激身体。诸如吮吸糖果、闻香薰蜡烛、盯着熔岩灯、听雨声和雷声等，所有这些活动都可能是刺激行为。所有人都有一定程度的刺激行为（如果他们没有，指尖陀螺就不会在几年前如此流行），但自闭症患者的刺激行为比正常人群更频繁、更重复、更强烈。

根据《精神疾病诊断与统计手册》（*Diagnostic and Statistical Manual of Mental Disorders*），重复性是自闭症行为的一个关键特征。的确，很多自闭症患者都渴望重复行为所带来的稳定。因为他们发现外部社会是如此的不可预测，大多数自闭症患者更喜欢一成不变的惯例。他们经常一遍又一遍地吃同样的食物，或者只享受有限的食物（有时在社区中被称为"同食"）。他们过度专注于自己喜欢的活动，可能会因为太专注而忘记了吃饭或休息一下、伸展一下腿脚。他们之所以模仿电影和电视中的短语，是因为这能帮助他们模仿"正常"的社会行为，或者是因为他们缺乏自己的语言来表达自己的感受，或者只是因为声带振动使声音感到愉快。即使有特殊的兴趣，也可以被视为一种重复的行为。许多自闭症患者一遍又一遍地看同样的电影，或者阅读和汇编关于自己最喜欢的主题，这些事实远远超出了非自闭症者发现的娱乐程度。

然而，对许多蒙面自闭症患者来说，重复的行为是需要隐藏起来的。如果你经常咬手指，或者一直哼唱同样的三音符曲调，那么人们就会注意到这一点，并因此嘲笑你。如果你表现得太过痴迷于一个奇怪的主题（如殡仪馆科学），人们会被你的热情吓跑，并与你保持距离。大多数自闭症患者都得想办法隐藏自己的冲动和特殊兴趣。例如，他们可能会在博客上秘密记录自己的兴趣爱好，或者找到一些被社会接纳的方式来释放自己的能量，比如，长跑或摆弄手机。

自闭症患者的处境风险。小提莫修斯·戈登（Timotheus Gordon Jr.）是一位自闭症研究人员、倡导者和芝加哥反自闭症协会的创始人。他告诉我，对他来说，选择刺激（或如何刺激）高度依赖于他所在的社区，以及这个群体可能做出的反应。

"走进芝加哥或芝加哥戈兰地区的某些社区，我不能戴耳机欣赏音乐，"他说，"否则我可能会被抢劫。或者，如果我走来走去、摆弄玩具，警察或附近的某些人会认为我很奇怪，或者在做违法的事情，我可能会被逮捕、被杀害、被殴打。"

小提莫修斯·戈登说，在某些情况下，他会选择更能被社会接纳的发泄方式来掩饰自己的刺激需求，比如打篮球。作为一名黑色人种自闭症患者，他经常需要衡量周围环境的温度，衡量别人对他的行为会产生的反应，并相应地调整自己。做自己的风险太大了，不能想当然。

自闭症患者遭受暴力和负面心理健康后果的风险很大。由于不能公开刺激或从事其他重复的行为，一些蒙面自闭症患者寻求有缺陷的应对策略来协助控制压力。他们患上饮食失调症、酗酒和药物成瘾以及对他人不安全依恋的风险增加。他们倾向于维持肤浅的关系，因为他们害怕人们会讨厌了解他们的"真实自我"。他们可能会远离他人，导致消极的情绪和心理结果。他们越孤立，他们的社交活动就越少，这就导致了社会权利丧失和羞耻感衍生的反馈循环。

自闭症也与身体症状高度相关，如胃肠道问题、结缔组织疾病、癫痫发作，这主要是遗传原因。它与注意缺陷多动障碍和阅读障碍等其他残疾的并发率较高。许多自闭症患者都有创伤史和创伤后应激症状，就像我已经提到的，一辈子戴面具会使我们处于抑郁和焦虑等疾病的高风险之中。这些是最常见的自闭症并发症，在本书后面，我们还会讨论其他与自闭症重叠（或被误认为自闭症）的疾病。

自闭症是一种神经多样化。自闭症是一种神经功能类型，不同于心理学定义的神经正常或神经典型。自闭症是一种包罗万象的神经多样化形式；如果自闭症患者偏离了常规，就会受到很多惩罚。每个自闭症病例都有点不同，这些特征可能以看似矛盾的方式呈现。有些自闭症患者不会说话，还有一些人从小就非常健谈，词汇量巨大。有些自闭症患者很容易就能读懂别人的情绪，这让人难以承受。有些自闭症患者会同情动物或物体，但不会同情人类。有些自闭症患者没有情感同理心。但所有自闭症患者都是完整的人，有能力照顾他人，行为合乎道德。有一些自闭症患者没有"特殊兴趣"，另一些人则狂热于数十门学科。有一些自闭症患者拥有自己擅长的技能，另一些人则在生存的各个方面都需要帮助。一般来说，将自闭症患者联系在一起的是一种自下而上的处理方式，它影响着自闭症患者生活的方方面面，影响着他们在世界上的行动方式，以及因行为不同而带来无数的实际问题和社会挑战。

由于主流的行为标准十分狭隘，人们可以通过多种方式产生偏离，并因偏离而受到惩罚。比如，频繁的恐慌发作是一种神经多样化，就像表现出饮食失调的迹象一样。如果你因为依恋创伤或者对必遭拒绝的恐惧感而在亲密关系中挣扎，那么你也是大脑功能异常者（你也可能被一个特别污名化的标签困住，比如，边缘型人格障碍）。

在目前精神疾病的医学模式下，几乎每个人都可以被视为有缺陷或不正常的人（至少是他们陷入了抑郁或应接不暇的崩溃人生的特困时期）。这样看来，神经典型性更像是一种压迫性的文化标准，而不是一个人拥有的特权身份。基本上没有人能一直达到神经正常者的标准，这些僵化的标准会伤害到每个人。异性恋正统主义对异性恋和同性恋的伤害一样大，因此，无论人们的心理健康状况如何，神经典型性都会伤害他们。

自闭症只是人类神经多样性的一个来源。神经多样性是指那些思想、情感或行为被污名化为不健康、不正常或危险的个体的宽泛谱系。这个词是社会学家朱迪·辛格（Judy Singer）在1999年提出的。辛格在她的荣誉论文中写了理解女儿残疾的困难，这与她自己的母亲在她成长过程中表现出的特征非常相似。在辛格写作的那段时间，人们对自闭症知之甚少，而且有自闭症特征的成人，比如辛格的母亲（以及辛格本人）很难被诊断出患有自闭症。辛格的女儿似乎游走在自闭症、注意缺陷多动障碍和其他各种残疾之间。这三名女性都很难被整齐地归类，这只是掩盖了她们在社会上的边缘化和漂泊程度。仅仅因为她们的难题无法被简单地命名，并不意味着这些挑战就不存在。

"作为父母，我的生活是各种信仰体系的战场，"她写道，"所有这些信仰都有一个共同点：无法接受人类的多样性。"

辛格和她的家人在某种程度上是残疾的，没有人知道如何命名，所以她为他们起了一个名字：他们是神经多样性的，他们受苦，因为世界要求他们是神经典型性的。这些术语由记者哈维·布鲁姆（Harvey Blume）推广开来，几年后被残疾人士广泛采用。"神经多样性"这个标签包括了所有人，从注意缺陷多动障碍患者、唐氏综合征患者、强迫症患者到边缘型人格障碍患者。它还包括脑损伤或中风的人，被标记为"低智力"的人，以及缺乏任何正式诊断，但终生被病理地称为"疯狂"或"无能"的人。正如辛格正确地观察到的那样，神经多样性实际上并不意味着有一个特定的、被分类的"缺陷"，而精神病学机构对此有一个解释。这是一种别人难以理解或拒绝接受的"与众不同"。

自闭症是多样化的。 尽管自闭症的神经和精神特征存在于很多人的身上，但它的呈现方式总是有点不同。事实上，自闭症的特征可以以完全矛盾的方式表现出来。有时，我可以如此高度地专注于一项任务（如阅读或写作），以至于世界上其他的一切都完全消失在脑外。当我过度专注于某事时，我没有注意到有人在和我说话，或者因为我忘记关烤箱而让房间里烟雾弥漫。有时，我焦虑不安，注意力不集中，连一本书里的一句话都看不懂，因为我的宠物栗鼠在笼子里跳来跳去，弄得铁栏咯咯作响。这两种完全不同的反应有着相同的根本原因：自闭症患者的神经元过于兴奋，以及过滤刺激的方式不一致（至少与非自闭症患者相比是这样的）。自闭症患者既容易被周围环境中的声音干扰，同时又无法分辨什么时候某种噪声确实值得他们注意。我经常用暴力强迫自己去关注某件事，把其他的世间万物拒之门外。我认为，也有可能是终生的伪装让我变得高度警惕，这几乎是一种创伤反应。我的感官系统习惯于扫描环境，以确定我是否独自一人，从而"安全"地做我自己。创伤幸存者通常会过度警惕，这往往伴随着强烈的感觉障碍。一些研究人员提出这样的理论：自闭症患者的感觉问题至少在一定程度上是由他们生活在一个不适应的世界中所经历的焦虑和过度警惕引起的，而这个世界经常对他们充满敌意。

大多数人都听说过，自闭症是一个谱系，这是真的：每个自闭症患者都有一个独特星座的特质和特征，这些特质和特征的强度各不相同。有些人也是亚临床自闭症患者，这意味着在精神病学家的眼中，他们可能没有资格得到正式的诊断，但他们与我们分享了足够多的挣扎和经历，所以他们属于自闭症群体。例如，被诊断为自闭症患者的亲属经常会表现出亚临床特征。当然，所谓的"亚临床"通常更多是指一个人有能力保住工作和遵守社会规则，而不是反映他们有多么痛苦。

当我们向他人公开表明自己的同性恋倾向时，"每个人都有点自闭症倾向"是蒙面自闭症患者经常会听到的话。这句话听起来可能有点刺耳，因为它让人感觉自己的经历被淡化了。这类似于双性恋者被告知"每个人都有点双性恋倾向"。当大多数人发表这样的言论时，他们在暗示，我们的差异是如此普遍，我们不能因此而受到压迫，而应该对此保持沉默。然而，我确实认为，当非自闭症患者宣称每个人都有点自闭症倾向时，这意味着他们即将在如何定义精神障碍方面取得重要突破：当他们表现出完全相同的特征时，为什么我们会宣布一些人精神崩溃，而另一些人完全正常？我们的界限在哪里？我们为什么要这么做？如果自闭症患者从更灵活的工作和更多的社交耐心中受益，为什么不把这些好处扩展到每个人身上呢？自闭症患者是人类的正常组成部分，他们的特质也可以在其他非自闭症患者身上观察到。所以，的确，每个人都有点自闭症。于是，我们更有理由拓宽我们对值得尊重和接受的事物的界定了。

自闭症可能出现在任何人身上，不论其年龄、阶层、性别、种族或其他残疾状况。尽管自闭症特征和自闭症患者的多样性令人难以置信，但普通人（甚至许多心理健康专家）在他们的脑海中都有一个自闭症的独特形象。你可能有时会听到自闭症的"典型表现"，这种说法纯属用词不当，因为这是自闭症的"刻板印象"。

典型自闭症

"典型"自闭症从很小的时候就可见，通常在孩子上小学的时候就会得到确诊。典型自闭症患者不会按照正常社会要求的方式交流，他们可能不会说话或语言发展缓慢，他们避免凝视或接近他人。他们会做一些可识别的重复行为：原地摇晃、拍自己的头，或者大喊大叫。他们的感官疼痛和社交压力几乎是持续的，他们无法掩饰自己有多么痛苦。他们的父母很难管理他们的情绪崩溃和感官超载，只能将这些反应视为"行为问题"或"不服管教"。

这些父母可能会抱怨自闭症把他们曾经表现良好的孩子"偷走"了。典型自闭症患者可能是男孩，可能是白种人，也可能来自富裕或中上阶层家庭，他们能够获得诊断和治疗支持（他们往往对"恰当的"公共行为有着相当严格的规范）。

事实上，典型自闭症患者并非都那么典型。绝大多数已确诊的自闭症患者都以这样或那样的方式蔑视这一套难以置信的严格标准。尽管所有现有的自闭症诊断工具都是针对富有的、性别明确的白种人男孩开发的。当我们考虑到自闭症在女孩、黑色人种、原住民、亚洲人和拉丁人以及其他群体中的贫困人群中诊断不足的证据时，我们可以看到，"典型"自闭症的实际症状可能比我们相信的官方数据更不典型。

"典型"自闭症和"非典型"自闭症之间的界限具有很强的渗透性，通常更多地与一个人在社会中的地位有关，而不关乎他们自闭症特征的假定严重程度。克丽丝特尔具备自闭症的所有典型特征：重复乏味的玩耍，缺乏社交活动，自我刺激行为，在学校很难专心完成任务。但是，因为克丽丝特尔看起来并不像"典型"自闭症患者，所以，在大多数人看来，她并不是残疾人。尽管她经历了那么多的痛苦，老师和学校辅导员却不再提及她患有自闭症的可能性。

她说："成绩单让我在课堂上感到快乐，而且敏感。这是一种比较隐晦的说法，意思是，当同学们对我刻薄时，他们觉得我整天哭哭啼啼的，好像受了太多的伤害。数学课上的大脑空白并不是一个令人担忧的信号，我正在退回到自我封闭状态。我只是一个爱做白日梦的女孩，有时会潸然泪下。仔细想想，对我的很多男老师来说，这可能是他们理想中的女性形象。"

当自闭症患者受到过度刺激和感到压力时，就会进入"自闭症式"自我封闭状态，他们无法继续处理周围的环境。这是一种更安静、更内在的"自闭症式"崩溃，它往往涉及更多的哭泣、自残或外向攻击。从本质上讲，自我封闭行为是一种脱离周围环境的方式。它可能看起来像突然睡着了，变得没有反应，或者只是有点走神（这就是克丽丝特尔的情况）。克丽丝特尔怀疑，如果她是一个自闭症男孩，人们会对她的封闭行为有不同的看法。男孩应该有能动性和自信，并积极生活。反应迟钝和抑郁可能会激发早期干预，而不是演变成难以启齿的家庭秘密。相反，克丽丝特尔的父母告诉她，不要"那么奇怪"，要坐起来，"看起来有活力"。当困惑和挫折让她快要崩溃和想要哭泣时，她同样被告知要压制这些冲动。

她说："我变得越来越小，什么都不求，这是我规避人们经常说我太敏感的方法。如果或假设我不擅长某件事，那是因为我永远不会擅长它。最好不要问了。"

现在，克丽丝特尔知道了自己是自闭症患者，她正试图忘记这些根深蒂固的自我认知。她想成为一个不为哭泣而道歉的人，不要总是把自己封闭在世界之外来应对压力。她希望自己的生活能够围绕这样一个事实：她一周最多只能工作20个或30个小时。她想在一个不带偏见的家庭教师的指导下重新学习数学，她希望这位老师以直接又耐心的方式向她解释相关事物，没有任何隐含的意思或潜在的性别歧视。

"有一天，当我回首往事时，我能对自己说，我讨厌自己的那些地方其实是我最大的优势吗？"她沉思着，"我不知道。早该有人告诉我的。但你要试着接受已经发生的事。我现在真的做不到。

我也很恼火。"

像许多最近才发现自己患有自闭症的人一样，克丽丝特尔仍然对自己的新身份感到困惑，似乎无法停止思考她过去受到的不公平对待。有一群自闭症患者都以这种方式被排斥和疏远，在接下来的几章中，我们会遇到更多这样的人。但首先，我们需要深入研究为什么典型自闭症的形象是这样的。

你是那个"爱火车的白种人男孩"吗

最需要掩饰的自闭症患者通常是那些由于性别、种族或社会经济地位等原因而无法被确诊的人。这些人也往往被培养得比白种人男性同龄人更和蔼可亲。例如，发展心理学研究项目反复指出，即使是小小的侵犯行为，女孩也会被老师和父母视为"不恰当"而受到严重劝阻和惩罚。例如，一个女孩可能会因为把两个玩具猛撞在一起而受到警告。与此同时，大多数男孩在玩耍时可以表现得粗野，有时甚至有暴力行为。因为女孩受到的社会标准比男孩要严格得多，所以她们很早就学会了隐藏任何麻烦的、"暴力的"或破坏性的自闭症特征。类似的动态也发生在有色人种自闭症患者和各种身份的跨性别自闭症患者，以及其他隐性自闭症者身上。

在很长一段时间里，自闭症研究人员认为这种情况在有色人种和女孩中确实不那么严重，也不那么常见。今天，一些人仍然相信"女性自闭症"没有那么严重，尽管大多数专业人士认识到，这些边缘化群体的成员根本没有那么大的社会自由度来表现奇怪或破坏性，而且同样的品质在男孩和女孩身上的感知是不同的。然而，自闭症女孩、跨性别和性别不明的自闭症患者以及其他边缘化人群的影响仍然存在。自闭症是一种"男孩"疾病的观点可以追溯到20世纪初首次描述这种疾病的时候。汉斯·阿斯伯格（Hans Asperger）和其他早期的自闭症研究人员确实研究了自闭症谱系上的女孩，但通常在他们发表的研究报告中没有提及她们。阿斯伯格尤其避免写关于自闭症女孩的文章，因为他想把某些聪明的、"高功能"的自闭症患者作为纳粹的"珍宝"来呈现，纳粹当时已经占领了奥地利，并开始大规模地消灭残疾人。正如史蒂夫·西尔伯曼（Steve Silberman）在他的优秀著作《神经部落：自闭症的遗产和神经多元化的未来》（*Neural Tribes*）中所描述的那样，汉斯·阿斯伯格想让他遇到的"高功能"自闭症男孩免于被送到纳粹死亡集中营。西尔伯曼略带同情地描述了这一事实，阿斯伯格是一名科学家，他别无选择，只能与法西斯政权勾结，尽可能地拯救为数不多的孩子。然而，最近出土的文件清楚地表明，阿斯伯格在纳粹对残疾儿童的灭绝中扮演的同谋角色远远多于人们曾经的认知。虽然阿斯伯格一直对聪明的、"学者型儿童"型自闭症患者有着深深的感情，但他故意把更明显虚弱的自闭症患者送往了灭绝中心。

在优生学理念的指导下，只有那些对社会"有价值"的人才有权利，阿斯伯格专注于将自闭症描述为聪明但有问题的男孩的一种障碍，而他们通常来自富裕家庭。有残疾的女孩被认为是可有可无的，所以她们被排除在研究之外。阿斯伯格或他的大多数同时代人，甚至那些在种族更多样化的国家（如美国）进行研究的人，根本没有描述过黑色人种和棕色人种的自闭症。LGBTQ[○]

　　○　女同性恋者、男同性恋者、双性恋者、跨性别者和酷儿的英文字母缩略词。——译者注

和性别不明型自闭症的存在同样被忽视了。事实上,第一个针对自闭症的"疗法"(应用行为分析疗法)的发明者是奥勒·伊瓦尔·洛瓦斯(Ole Ivar Lovaas),他还发明了反同性恋转换疗法。这种遗留问题仍然困扰着许多LGBTQ。自闭症患者经常觉得自己在主流的酷儿空间和自闭症群体中显得格格不入。

由于早期发表在英语和德语中的研究只描述了自闭症男孩,那个时代的一些精神病学家得出结论,这种情况是由"极度男性化的大脑"造成的。"自闭症患者被认为太善于分析、太理性、太个人主义,无法独自在社会中发挥作用。"这种观点影响了所有诊断指南的编写,并创造了一个持续了几十年的反馈循环:被诊断为自闭症的主要是富裕家庭的白种人男孩,这些男孩继续在随后的研究中为自闭症的定义和如何理解自闭症设定标准。少数被诊断为自闭症的白种人女孩必须表现出非常明显的"男性化"。相反,非白种人的自闭症被确定为目中无人、反社会或精神分裂症,所有这些障碍都使他们更容易被监禁或被强行送入治愈机构。

在这些趋势首次出现后的100年里,基于性别和种族的自闭症诊断差异仍然存在。几十年来,自闭症男孩的数量超过了女孩,比例是4∶1。像克丽丝特尔这样的女孩仍然经常被忽略或拒绝接受评估,因为她们表现良好,太过讨人喜欢,不可能是"真正的"自闭症患者。患有自闭症的跨性别者和有色人种同样被排除在外。当我们中的任何一个人发现并公开表明自己的同性恋身份时,我们都有可能被告知"看起来不像自闭症患者"。

在媒体上,几乎每个自闭症角色都是声音单调、举止粗鲁、酷爱科学的白种人。想想《瑞克与莫蒂》(*Rick and Morty*)中脾气暴躁的天才瑞克(Rick),ABC电视台《凶心仁术》(*The Good*

Doctor）中超级能干却冷漠的肖恩·墨菲（Shaun Murphy），还有《生活大爆炸》中怪咖气十足又傲慢的谢尔顿·库珀（Sheldon Cooper）。在这种文化背景下，敏感、情感丰富、有艺术感或对学术成功不感兴趣的自闭症患者几乎没有立足之地。自闭症与"混蛋"的联系如此广泛，以至于许多自闭症患者一开始都不喜欢与这个词联系在一起，并试图变身为温文尔雅的"躺平族"来弥补自己的形象。大多数人需要多年的研究和遇到现实生活中的反例，才能认识到自闭症并不是之前认为的那种冷冰冰的、机器人般的疾病。

我们接触到了这些误解和肤浅的刻板印象，这会对自闭症患者如何看待自己，以及我们想要掩盖哪些品质产生深远的影响。

在下面的练习中，我想让你思考一下，你小时候可能吸收了哪些关于自闭症的信息，以及这些信息如何塑造了你的自我认知和掩饰。出于某些原因，我们将在接下来的几章中更深入地讨论，蒙面自闭症患者往往被贯穿了他们被训练得最讨厌或最害怕的自闭症特质。

如今，对自闭症患者的描述确实多种多样。情景喜剧《废柴联盟》（Community）中的阿布蒂·纳德尔（Abed Nadir）是一名来自巴勒斯坦的男子，他有着敏锐的智慧和对电影的嗜好，以及更为老套的冷峻举止和不苟言笑。在流行的多人游戏《守望先锋》（Overwatch）中，辛梅塔（Symmetra）是一位自信的女性自闭症患者，她来自印度，可以用自己发明的炮塔轰炸对手。网飞公司（Netflix）电视剧《女王的开局》（The Queen's Gambit）中的贝丝·哈蒙（Beth Harmon）是一位美丽的国际象棋玩家，她被强烈暗示为自闭症患者。在我快30岁的时候，我才开始看到这样的角

⋟ 人们对自闭症的刻板印象 ⋞

它们是如何影响你的?

1. 想想你在电视或电影中看到的一些自闭症形象。如果可以,说出几个你在这段时间里看到的自闭症角色或形象。

_____

_____

_____

2. 挑选一些自闭症角色(或暗示自己是自闭症角色),用3~5个词描述他们。例如,我可能会把达斯汀·霍夫曼的"雨人"描述为冷漠、无助的天才学者。

角色:_____　　特质:_____

角色:_____　　特质:_____

角色:_____　　特质:_____

3. 把下面的句子补充完整:在我尚未了解更多的情况之前,我以为所有的自闭症患者都是_____、_____和_____。

4. 你和这些自闭症形象有什么不同?

_____

_____

_____

5. 有没有人告诉你,"你看起来不像自闭症患者"或者"你不可能是自闭症患者"? 你觉得他们这么说是什么意思? 听到这些,你感觉如何?

_____

_____

_____

色，那时的我已经知道了自己是自闭症患者，在现实生活中遇到了各种各样的自闭症患者，并开始寻找超越了饱受折磨的白种人天才形象的代表。我丰富和加深了自己对自闭症的认识，这对于理解我自己、慢慢建立自爱和接纳是至关重要的。对我为本书采访的许多蒙面自闭症患者来说，同样重要的是，要与各种不同背景下的、打破常规的、"非典型"自闭症患者会面。

你怀疑自己患有自闭症吗

蒙面自闭症患者基本上无处不在，但他们在社会上是不被人注意的，这是天性使然。你可以在任何领域找到他们，人们可能不会把他们与刻板的自闭症行为联系在一起，包括销售、服务行业和艺术。因为许多蒙面自闭症患者会通过抑制和退缩掩饰自己的行为，他们可能不会表现出社交尴尬，至少不会让所有人都能看出来。尽管许多蒙面自闭症患者都经历过感觉统合失调、焦虑、崩溃和衰弱的精神健康症状，但他们尽可能地将这些痛苦推入私人领域。他们精心设计的应对机制和伪装，会制造出他们不需要帮助的错觉。这往往是以放弃他们可能需要帮助的生活领域为代价的。他们可能会避开人际关系，退出繁重的学术项目，避免在需要网络和社交的领域工作，或者完全脱离那些涉及他们身体的活动，因为他们在这些活动中感到如此脱节和不协调。大多数蒙面自闭症患者都被这样一种感觉困扰：他们的生活中存在"错误"或"缺失"，他们牺牲了比别人多得多的自己，只为了勉强度日，而得到的回报却少得可怜。

由于自闭症的诊断严重不足，很难估计这种神经类型到底有多么普遍。我们知道，随着公众对自闭症的认识不断提高，随着诊断程序的偏见逐渐减少，自闭症确诊率在不断上升。截至2020年，每54名儿童中就有1人被诊断为自闭症患者，再往前推4年，每68名儿童中就有1人被诊断为自闭症患者（见图1-1）。20世纪90年代，每2500名儿童中只有1人被诊断出患有此病。这一上升趋势没有停止的迹象，因为所有证据表明，在女性、跨性别者、黑色人种和棕色人种、贫困人群以及无法获得筛查和治疗的人群中，这种情况仍未得到充分认识。在美国，多达50%需要心理健康支持的人无法获得心理帮助，所以，我们谈论的是一个真正巨大的漏诊率。

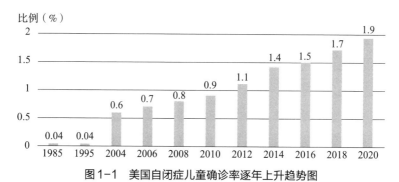

图1-1 美国自闭症儿童确诊率逐年上升趋势图

* 资料来源：美国疾病控制与预防中心（CDC）。

根据所有这些数据，我们可以假设，目前美国至少有一半的自闭症患者没有得到诊断。这是一个保守的估计，基于每个接受治疗的自闭症患者都能得到准确诊断的假设，但我们知道这不是事实。同样值得记住的是，自闭症在家族中遗传，对于趋势图中反映的每一个被诊断患有自闭症的儿童，可能有几个其他亲属也表现出自闭症谱系特征。在我的家庭中，几乎每个人都有一些自闭症特征，可以被视为自闭症群体的一员，即使有些人可能不符合官方评估标准，或者可能没有兴趣确定自己是残疾人。

如果你正在读这本书，你可能会怀疑你或你认识的人就是"蒙面自闭症患者"，或者其他神经多样性者。多年来，我一直在写自己的自闭症自我发现之旅，每次我在网上发帖，评论区都会留言泛滥，网友们质疑自己是否属于自闭症谱系，并想要我的建议来帮他们找出答案。通常，他们的第一个问题是如何进行自闭症谱系障碍的检测。对此，我的第一反应是向他们提出三个问题：

1. 你有涵盖自闭症评估的医疗保险吗？

2. 你能在附近找到一个拥有成功治疗自闭症成人的纪录的自闭症评估专家吗？

3. 你希望从正式诊断中得到什么？

事实证明，第一个问题和第二个问题的答案是相当令人沮丧的。在美国，许多医疗保险计划不包括成人的自闭症评估。拥有资格评估和诊断自闭症的专家数量有限（普通的心理医生做不到这一点），诊断过程通常包括多次测试、筛查调查，甚至与自闭症患者的家人和朋友面谈。在没有医疗保险的情况下，这个过程的费用在1200~5000美元之间。

即使一个人可以负担得起评估费用，找到一个知道如何诊断自闭症成人的专家也是非常困难的。我的朋友塞布（25岁左右）在英国进行了一次评估，并接受了明显为儿童设计的测试。一位治疗师让塞布把各种玩具摆放在桌子上，然后利用这些玩具编故事。这是一种常见的诊断手段，即填写"自闭症诊断观察表"（Autism Diagnostic Observation Schedule, ADOS），该问卷表格专为儿童开发。他们给了塞布的母亲一份调查问卷，让她填写，但不给塞布看。整个观察过程完全剥夺了这对母子的权利。我为这本书采访的一些人报告说，他们被多个评估者拒之门外，原因很简单，比如身为女性、穿着得体或者声音不够厌烦。有时，评估者决定给成人贴上他们认为不那么污名化的标签，如非语言学习障碍，而不是明确地将他们认定为自闭症患者。

"我不得不去看两位专家，"克丽丝特尔告诉我，"第一个人说的基本上和我爷爷以前说的一样：女孩通常不会患有自闭症。你会在生活中做得很好。别担心。"

时至今日，大多数自闭症评估工具都是基于几十年前为富裕和中产家庭的白种人男性儿童开发的工具。有些专家凭借多年的临床经验而成功辨认出蒙面自闭症患者。例如，他们可能知道，蒙面自闭症患者可以进行眼神交流，尽管按照正常的神经标准，他们中的许多人在眼神交流时凝视对方太紧或太久。他们可能会理解，女性自闭症患者和有色人种必须表现得友好，这是生存的一种手段，所以他们的语调可能不够厌烦。也许他们甚至意识到自闭症与物质成瘾和饮食失调之间的联系，尤其是那些整天在工作中不得不假装神经正常者。然而，这些事实并不是评估者培训的核心部分，许多人在整个职业生涯中都在强化陈旧的性别歧视和白种人至上主义的观念，不知道精神残疾的真实面貌。

这就引出了我的第三个问题：你希望从正式诊断中得到什么？根据《美国残疾人法案》（以及其他类似国家的法律）和世界各地的其他反歧视法规，该问题可以带来极多的社会利益和法律利益。你可能希望，当精神病学家确认了你的问题后，人们会更认真地对待你的病症。正式的诊断意味着你可以在学校或工作中获得残疾人专用空间，如果雇主或房东显示出对你有偏见的迹象，你可以提起法律诉讼。在一些地方，诊断可以让你有资格获得医用大麻卡或动物辅助疗法。那些说你又懒又爱发牢骚的家人，当他们意识到你患有发育障碍时，可能最终会对你释然。治疗师或心理健康医生可能会根据你的神经类型为你量身定制治疗方案。这是许多大脑功能异常者在追求正式认可时所希望看到的结果。

遗憾的是，自闭症诊断结果并不能保证你会得到这些好处。在法庭上证明你作为一名自闭症患者受到了歧视，需要大量的文件，而对大多数残疾人来说，这是一项极其昂贵的诉讼。即使被诊断为残疾者在书面上有权获得专用空间，但许多雇主和教育工作者拒绝提供专用空间，或者虐待要求提供专用空间的雇员和学生（有关《美国残疾人法案》的更多限制及其执行不力，请参阅第八章）。尽管我很想保证，你被正式确诊为自闭症患者，会让你的朋友和家人不再对你评头论足，但我听过太多的反例，无法证明事实确实如此。一旦你被医生证实患有自闭症，你的家人可能会发现你的残疾更具威胁性，或者他们可能会利用你的诊断来削弱你的判断力或把你当成婴儿看待。我并不是在劝你不要去做诊断，我只是不想让任何人产生这样的印象：一张由精神病学家签署的诊断文件就能神奇地解锁一系列社会资源和尊重问题。

此外，自闭症诊断并不能让你获得任何特定的治疗或药物，因为没有针对成人自闭症的循证疗法。大多数治疗师没有接受过与自闭症成人打交道的训练，他们中的许多人对这种神经类型的理解非常肤浅和守旧。即使是那些专门研究自闭症的人，通常也是重点接受与自闭症儿童打交道的训练，"帮助"患者以一种更随和、更被动的方式行事。我知道，在芝加哥，只有一位治疗师可以治疗蒙面自闭症成人，唯一的理由是其他自闭症患者向我担保过。我确实认识其他城市的一些心理健康医生，他们私下里向我承认，他们是自闭症患者，且喜欢和其他自闭症患者一起工作。然而，他们都告诉我，他们不能在职业上公开承认自己是自闭症患者。如果他们公开自己的神经差异性，同人们势必会认为他们无能或不专业。

当然，即使是寻求"治疗"自闭症的想法，也是建立在我们的心理已经崩溃或患病的想法之上的。这是神经多样性理论完全反对的观点。自闭症无药可救，没有治愈方法，我们也无法改变一个人的神经类型。作为一个群体，大多数自闭症患者反对"完善神经类型"的尝试。我们可以对现有的疗法做一些修改，使其更适合自闭症成人，但如果医生不肯花时间自行研究，他们就不可能意识到这种完善疗法的存在。在很大程度上，了解自己是自闭症患者是一个接纳自己、参与团建和自我调适的过程，你可能不需要或不希望通过自闭症诊断达成心愿。

基于上述所有原因，我坚定地支持自闭症患者的自我决定。与自我诊断相比，我更喜欢"自我决定"或"自我实现"这两个术语，因为我相信，较之从严格的医学角度看待自闭症，从社会的角度看待自闭症显得更明智。自闭症诊断是一个"守门"的过程，对任何一个太穷、太忙、太黑、太女性化、太古怪、太不符合性别的人，它"砰"的一声，关上了沉重的门闩。那些无法获得公平诊断的自闭症患者最需要的是团结和正义，我们不能把他们拒之门外。

尽管像克丽丝特尔这样的人，经常后悔没有在年轻时就被诊断为自闭症患者，但在年轻时被诊断为自闭症儿童，既能获得更多的资源，也能感受到更强烈的、制度化的耻辱。被正式认定为残疾，在很大程度上是一把双刃剑，在离婚诉讼或儿童监护权案件中，诊断结果甚至可能被用来对你不利，或迫使一个成人合法接受财务监护。这并不意味着，我不建议对所有病例进行诊断。我认识一些蒙面自闭症儿童的父母，他们很高兴自己的自闭症孩子在小时候就得到了评估和诊断。对许多自闭症儿童的父母来说，对孩子的诊断开启了他们自己对自闭症身份的探索。在家庭中拥有公认的自闭症诊断，也可以确保专业人士更认真地接受你是自闭症患者的怀疑（在我的情况下确实如此）。

我认识的那些对评估有着积极体验的父母，在进入诊断过程时意识到，他们需要"打很多仗"，才能让孩子的能动性和人性得到尊重。对那些成功地为自己寻求正式诊断的成人来说，也是如此。遗憾的是，自闭症患者经常处于被迫"对战"医疗服务人员的境地。自闭症儿童尤其需要强有力的倡导者站在他们的立场上，努力确保他们的边界感得到尊重，确保给予他们的任何治疗实际上都符合他们的最大利益。如果你希望自己或者你的孩子得到诊断，你应该带着准确的期望进入这个过程，带着尽可能多的信息，并准备好在需要时多次战斗或更换医疗服务人员。

如果你不希望勇敢地经历漫长、艰巨而且往往是花费昂贵的评估过程，那么你不必这样做。医疗文件并不能让你的经历更加真实。自我实现的自闭症患者并不是社会中的弱势群体。在我经常参加的大多数自闭症自我调适的活动中，我不知道谁被诊断出患有自闭症，谁没有被诊断出患有自闭症，因为这真的无关紧要。

我相信自闭症患者有权利定义真实的自己，而这种自我定义是一种从长期以来试图限制和控制我们的医疗机构那里收回我们权力的手段。我们偏离常规，未必是我们如何理解自己的核心问题。我们可以推动社会规范的覆盖面，直到有一天，自闭症患者被视为一种不带感情色彩的人类存在，就像需要戴眼镜或长雀斑一样。随着我们在公众意识和宣传方面取得重大进展，自闭症患者将在社会中占据一席之地，看上去不那么"残疾"。但他们仍然都是自闭者。因此，我们不应该把自闭症视为一种障碍，从而影响我们看待自己的方式或决定自己的归属。

自闭症术语笔记

我在这里将"自闭症"字体加粗的原因与听力障碍社区成员将"听力障碍者"字体加粗的原因相同，这表明**自闭症**是我引以为傲的身份之一，**自闭症**患者有自己的文化、历史和社区。自从20世纪瑞士精神病学家尤金·布鲁勒（Eugen Bleuler）首次创造了这个词以来，自闭症在很大程度上以消极和不人道的方式被使用，直到今天，许多家长和教育工作者仍然对它深感恐惧。加粗的"**自闭症**"字体表明，关于我们真实的自己，我们无须回避，因为这个问题至关重要。

自始至终，我也将**自闭症**视为一种残疾。残疾不是一个贬义词，因为残疾不是可耻的事情。我们不是"身体机能不同"，我们"失能"是因为我们置身于一个不是为我们建造的世界里，且被剥夺了权力和能动性。20世纪80年代，残疾儿童的健康父母创造了"身体机能不同者""残障"和类似的委婉表述，他们希望尽量减少孩子的边缘化地位。这些术语被政治家们进一步推广开来，他们在承认残疾人遭受压迫的真实经历时同样感到不安。这些术语模糊了现实，反映了许多人对残疾的身体和大脑的不适。完全失明的人不是"视力机能不同者"，我们在一个由"眼明者"设计并为"眼明者"设计的世界里，所以无法服务于"失明者"。这个世界没有为失明者提供他们所需要的专用空间，从而使他们"沦为残疾人"。说出残疾的现实，显示了对残疾人的尊重，以及对残疾人如何遭受压迫的认识。"身体机能不同"试图用矫揉造作的委婉表述掩饰残疾的心理，很多人都觉得这个词令人反感。

类似地，我几乎总是用"自闭思维者"，而不用"带有自闭症身份的人"。许多有自闭症孩子的非残疾父母更喜欢所谓的"以人为本"的语言，而不是"残疾优先"或"身份优先"的语言。非残疾人经营的残疾人服务组织也倾向于提倡以人为本的语言。我也认识许多临床医生和社会工作者，他们告诉我，他们在学校受到了这样的教导：他们要始终以这种方式将一个人的残疾与他们的身份区分开来。

当人们使用以人为本的语言时，他们经常说，这是因为他们不希望残疾人被定义为"残疾"。然而，像"带有自闭症身份的人"这样的短语以一种可能相当有害的方式将一个人的残疾状态与他们的人性隔离开来。自闭症不是一个附加在人身上的东西，而是人们生活的一部分，不能从他们身上移除。我们不称亚洲人为"带有亚洲人身份的人"，也不称同性恋者为"带有同性恋身份的人"，因为我们认识到，将这些身份视为他们人格的一部分，是对人格尊重的亵渎。诸如"被认定为自闭症身份"之类的语言也会让人觉得可疑。例如，如果我真的尊重一个跨性别女人的性别，我不会说"这个人认为自己是女人"。我会简单地说，"她是个女人"，然后就闭嘴了。

绝大多数自闭症自我倡导者更喜欢"以身份优先"的语言，不喜欢"特殊"和"身体机能不同"这样的委婉表述，原因我在这里列出了。他们也不鼓励用"高功能"或"低功能"来描述一个人，而是更喜欢用"高需求"这样的词。下面的表格总结了一些社区中最常见的术语偏好，见表1-1。

表1-1 常见的自闭症术语偏好总结表

自闭症术语：常见的注意事项	
推荐使用	避免使用
自闭症患者 自闭症患者 自我封闭 陷入自闭症谱系	带有自闭症身份的人
自闭思维者	被认定为自闭症身份
失能的 有残疾的	"特殊需求" "身体机能不同" "残障"
神经正常者 非自闭症 不是孤独症	正常人
高需求 低需求	低功能 高功能
蒙面自闭症	女性自闭症 阿斯伯格综合征 高功能自闭症
不使用语言 失去说话的能力	失语 哑巴
智力残障 发育性残疾	智力迟钝的 愚蠢的 "特殊的"
直接表达一个人能做什么或不能做什么，以及他们需要什么样的支持	委婉表述，最小化挑战的语言，贬低或屈尊的语言

　　然而，自闭症患者是一个多样化的群体，我们不必对自己喜欢或不喜欢使用的术语达成一致。如果你是自闭症患者，那么你可以决定哪种语言最适合你。例如，有些人喜欢说他们"陷入了自闭症谱系"，而不是严格意义上的自闭症患者。另一些人认为自己患有阿斯伯格综合征，尽管这种疾病的标签已经不存在了，而且起源于汉斯·阿斯伯格的优生学研究。我认识到，那些在过去被迫使用这个词的人，可能会对它产生依恋或者渴望重新使用它。"双性恋"这个词曾经是精神疾病的标签之一，但我们没有告诉双性恋者，他们不能使用这个词，因为它有冒犯性的历史。当像民俗学家阿南德·普拉拉德（Anand Prahlad）这样的人写了一本像《阿斯伯格综合征患者的秘密生活》（*The Secret Life of a Black Aspie*）这样的书时，很明显，他使用"阿斯伯格综合征"一词并不是为了强化白种人至上主义者对心理残疾的旧观念。我发现，质疑所谓的"高功能自闭症生命比其他人更重要"的信念，远胜于抹掉所有人的语言中过时或有问题的术语。关键是，残疾人自我倡导社区仍然对所有能力水平的所有人开放。这就要求我们对那些不能完全按照我们希望的方式交流的人给予宽容和理解。

　　尽管大多数社区不鼓励使用这些术语，但一些自闭症患者确实认为自己是"低功能"的，或者患有"严重的自闭症"。功能标签过于简化了自闭症患者的经历，也确实暗示了我们应该根据我们的生产力和独立性来定义。这是个大问题。与此同时，功能标签有时可以用来强调这样一个事实：我们这些可以说话、可以打扮自己、可以隐藏自己情绪的人，拥有其他自闭症患者没有的社会特权。我并不是在生活的每一个领域都是"高功能"的，但我能够比其他自闭症患者更容易地渡过难关。我在社会上的受欢迎程度取决于我的举止得体和富有成效。这确实是残疾歧视的一个严重现实，但我不应该假装这不是真实的状态。我不得不伪装成一个令人满意的、受人尊敬的人，这虽然会非常折磨我的灵魂，但确实保护了我免受身体暴力、机构收容、贫穷和孤独的伤害。我可以理解，为什么我的朋友安吉尔想指出，他作为一个不会说话的智障人士的生活与我的生活截然不同。安吉尔说他是低功能的人，并说他患有严重的自闭症；虽然我们群体中的一些人认为，这是一种冒犯，但我支持他有说出自己经历的权利。

我喜欢每个自闭症患者与这些标签都有自己独特的关系，以及他们自己的想法。我们的分歧表明自闭症群体是多样化的，充满了形成自己观点和表达自己想法的人。我们不是一个单一的群体，我们个人的心灵之旅决定了我们如何向世界表达我们的身份。在本书中，我尽了最大努力来尊重每个自闭症患者自己使用的术语。这意味着，有时我会称某人为"自闭症患者"或"低功能患者"，但自我倡导团体有充分的理由阻止非自闭症患者轻率地使用这些词语。如果有人自认为是阿斯伯格综合征患者或患有阿斯伯格综合征，我也会做出精准的回应。我希望，即使你对你喜欢和不喜欢的术语有着明确的立场，你也可以尊重我的采访对象的自我命名权，我也一直在努力做到这一点。

Chapter 02
第二章

何谓"蒙面自闭症患者"

波比是一个30多岁的自闭症二元性别者，她说："我并没有像一个自闭症女孩那样长大或被'社会化'。我被抚养成一个古怪的孩子，一个跨性别者。"

波比说，她小时候就对体育、当地植物和蘑菇以及职业摔跤很感兴趣。她被认为是"假小子"，被同龄人排斥，因为她笨拙、粗鲁，拒绝表现得像个"淑女"。即使波比试图遵循性别规范，也会败得很惨。她缺乏精细运动控制，无法化妆或书写漂亮的草书。当其他女孩在餐厅狡猾地欺负波比时，她不明白发生了什么，其实是因为她自己剪的短发。她认为，当其他女孩大喊"嘿，波比，发型不错"时，她们是真诚的。

没有人认为波比可能患有自闭症，他们当然也没有意识到波比可能是跨性别者。

他们告诉我："我只是属于那种'古怪而讨厌的孩子'。"

在这两方面，成人很容易将波比的挣扎视为烦恼，而不是波比在性别和残疾状况方面被边缘化的标志。蒙面自闭症和未公开性别的少数群体通常是相伴而生的，这种经历有很多共同的特征。跨性别者和自闭症成人的困惑家庭都倾向于声称，在这个人年轻的时候，"没有迹象"表明他（她）有这些倾向。事实上，经常有许多迹象，这些迹象要么是孩子的家人无从寻觅的，要么是不想看到的。如果孩子表现出不听话，就可能会受到警告，"有益的"、居高临下的纠正（"你看起来很不开心，请笑一笑！"），或者被拒之门外，直到他们听话为止。波比经常受到挖苦的赞美，不仅因为她的发型，还因为她的举止、说话、思考方式，以及舒适、实用的穿着方式。随着年龄的增长，她开始弄清楚人们对她的期望是什么，并改变了自己的性别呈现方式，变得更女性化，这样就可以被视为"完人"了。

在小波比的生命中，没有人能看到她真实的样子。当你的信仰体系告诉你，残疾和性别差异都是令人尴尬和恶心的，你很难注意到你的孩子并认识到这些特征。在20世纪80年代和90年代的电影和电视节目中，自闭症患者都是沉默的、被动的、无足轻重的人，跨性别者是变态的连环杀手或无聊的日间电视怪人，这当然也是无益的。

如今，波比身边都是自闭症患者和跨性别者。她第一次发现自己的残疾是在她上小学的大儿子接受评估之后，从那以后的几年里，她试图建立人际关系，让自己感觉正常，想被人注意到。她向我描述，她的朋友圈是一个充满不着调的玩具的地方。他们都是被主流社会拒之门外的人，他们中的大多数人以多种方式被拒之门外。即使是关于自闭症的公开谈话，很多时候，人们也忽略了他们的存在。

波比说："我们必须从头开始'重建社会'。我们自己的'神经—酷儿'微社会。因为我们被踢出了'芸芸众生'群。"

在本章中，我将向你介绍最容易成为蒙面自闭症患者的人群。这些人几十年来一直被按部就班地阻止诊断，在关于神经多样化的公共和精神病学对话中，他们仍然经常被人忽视。他们是像克丽丝特尔这样的女性自闭症患者，像波比这样的自闭症跨性别者，还有像阿南德·普拉拉德这样的黑色人种酷儿。有些人的神经多样化被抹去了，因为他们在贫困中长大，或者因为他们的身体疾病掩盖了他们的自闭症特征。有些人被认为是过于"高功能"而不需要专用空间，但实际上深受无障碍环境和支持的缺乏之苦。还有一些人明显因残疾而变得虚弱，却被误诊为边缘型或自恋型，而不是自闭型。在这些故事中，你会看到自闭症群体是多么的包罗万象，以及关于残疾的刻板印象对每个自闭症患者来说是多么痛苦。你也可能会在这些故事中看到自己的影子，或者认出某个你认识的人。人们对自闭症的理解和接受程度越高，这些被边缘化的自闭症患者就越不需要把自己隐藏在安静且顺从的面具后面。

女性自闭症患者和性少数人群

大多数关于自闭症中基于性别差异的写作和研究都集中在女孩被诊断不足的事实上。研究人员、治疗师，甚至一些自闭症自我倡导者都在谈论"女性自闭症"，他们指出一个事实：平均来说，在女孩中，自闭症的特质似乎不那么严重或明显。

较之自闭症男孩，自闭症女孩从事自我刺激行为时，往往对身体的伤害更小：更少咬胳膊，更多捻头发，或者更多次安静地打开和合上一本书。一方面，当自闭症女孩表现得害羞和孤僻时，人们对她的关注就会少于表现出同样沉默寡言的男孩。另一方面，当自闭症女孩情绪崩溃时，往往会被认为是情绪爆发。当她们确实表现出攻击性时，她们更有可能因为不像淑女而受到严厉的惩罚，这导致她们比大多数男孩更早地学会抑制自己的攻击性。成人和小女孩说话时使用的情感词语比和男孩说话时更多，这意味着自闭症女孩在社交和关系技巧方面往往更胜一筹。女孩们通常参与（或被鼓励参与）的许多游戏都包括模仿成人的社交活动，如过家家游戏或假装开商店。因此，许多自闭症女孩在比男孩更小的年纪就学会了如何在日常对话中装腔作态。

由于这些原因和其他各种原因，自闭症女孩在年龄较大时才会得到评估和诊断。许多人是在成年后被诊断的或者从来没有被诊断过。像克丽丝特尔一样，许多女性自闭症患者发展出一种温和、安静的个性，作为一种支撑，以抵消她们在社会上的劣势。遗憾的是，采用一种温顺的形象会让她们的痛苦更难被视为真正的问题。

表2-1总结了一些著名的"女性自闭症"特征。它改编自一个最初发布在现已关闭的网站（Help4Asperg）上的表格，该网站由《阿斯伯格女孩》一书作者露迪·西蒙负责维护。这绝不是一份详尽的清单，也不应该被用作诊断工具。正如我已经提到的，认为所有女性都有"女性自闭症"，这是一种简化的想法。尽管如此，临床医生经常依靠这样的表格来确定一个成年女性是否可能是未确诊的自闭症患者，所以，我们也得看一看。如果有人意识到这样的现象存在，他们通常被告知，"女性自闭症"看起来具有表2-1中的常见特征。

表2-1　"女性自闭症"的常见特征

情感	给别人留下情感不成熟和敏感的印象。 容易爆发或哭闹，有时是为了一些看起来很小的事情。 无法识别或说出自己的感受。 忽视或压抑情绪，直到它们"冒泡"并爆发。 当别人沮丧时，可能会感到不安或不知所措，但不确定如何回应或给予支持。 在长时间的社交或过度刺激后，大脑会变得"一片空白"，似乎会停止活动。
心理	报告显示高度焦虑，尤其是社交焦虑。 被认为喜怒无常，容易抑郁。 在发现自闭症之前，可能已被诊断患有情绪障碍，如双相情感障碍或人格障碍，如边缘型或自恋型人格障碍。 极度害怕被拒绝，试图控制别人的感受，以免被拒绝。 自我意识不稳定，可能高度依赖他人的意见。
行为	使用控制来管理压力：尽管性格与众不同，但仍会严格遵守自我设定的规则。 通常，最喜欢待在家里或熟悉且可预测的环境中。 在外表、衣着、行为或兴趣方面，看起来比同龄人幼稚。 倾向于过度运动、限制能量的摄入或其他饮食失调行为。 忽略身体健康，直到身体状况变得不容忽视。 总是坐立不安、听重复的音乐、捻头发、抓皮肤或角质层，想达到自我舒缓的效果。
社交	社交"变色龙"，接受自己所在群体的习惯和兴趣。 可能是高度自学型的人，但在大学或职业生涯的社交方面，会遇到困难。 可能是非常害羞或沉默的人，但在讨论自己感兴趣的话题时，会变得直言不讳。 在大型团体或聚会上，不知道何时发言。 不会主动与人交谈，但是，当你接近她时，她会表现得很外向和令人舒适。 可以社交，但主要以肤浅的方式进行，可能看起来像一场表演。在建立更深层次的友谊方面，不能得心应手。 在实时对话中，不会让对方失望或者难以产生不同的意见。

在表2-1中的自闭症特征列表中，我确实识别出了我自己和许多我认识的成年男女自闭症患者的相关特征。在那些很晚才发现患有自闭症的人当中，这种神经类型倾向于以一种特殊的方式呈现。他们的倾向是情感孤僻，但性格友好，勇于适应社会。他们是社交"变色龙"，擅长让别人喜欢上他们，但他们从不展示真实的自我。他们在生活中树立了严格的规则来管理压力，让不可预测的社交世界变得不那么可怕：保持几秒的眼神交流，在一天中的这个时间吃一顿容易准备的饭，永远不要谈论自己太久。尽管他们尽力表现得随和，人们还是会评论他们是多么"敏感"或"不成熟"，或者暗示很难读懂他们。当他们挣扎的时候，人们会以高人一等的姿态对他们说话，或者试图在社交上"以母亲的姿态"教唆他们，促使他们采取更规范的行为。

在治疗师中、在为自闭症患者及其家庭提供的网络空间中，这种列表仍然很受欢迎。寻求自我教育的女性自闭症的治疗师们，有时会在网上搜索这种列表，以传达他们的观点或者传递给他们的患者。该列表提供了一组非常广泛的、非常性别化的特征，反映了许多文化偏见和假设。例如，"看起来幼稚"是什么意思？一个身材高大的、毛发浓密的、喜欢收集盆栽小精灵玩具又喜欢综合格斗的男人会被视为"幼稚"吗？或者，这个标签会不会适用于一个身材娇小的、穿着裙子的、用尖细的声音谈论自己有多么爱马的女人？通常情况下，谁被认为是天真的、害羞的自闭症患者，谁被认为是惊恐的、尴尬的、明显残疾者，二者之间的差异更多是由种族、性别和体型等因素决定的，而不是因为性格或行为上的任何先天差异。是什么让一个人喜怒无常或成为社交"变色龙"？这也没有明确的定义。如果你是那种从一开始就不被社会怀疑的人,你就更容易在社会上伪装自己。

这组特征通常被称为"女性自闭症",但这个标签忽略了一个事实,即很大比例的自闭症患者是跨性别者和性别不一致者。我是一个跨性别者和自闭症患者,我发现我的经历并没有完全被归入"女性自闭症"或"男性自闭症"的单一性别故事。我一直有男性自闭症的若干特征,如倾向于说教、说话自信而单调,但我也是一个"敏感的""不成熟的"孩子,十几岁时还依赖玩具、玩假想游戏。将这些特征中的任何一种称为"男性自闭症"或"女性自闭症"的标志,就像说天生有"男性"或"女性"的性格类型一样,只是对性别的简化。

和波比一样,我在成长和社交过程中更像是一个古怪的怪物,而不是一个"男孩"或"女孩"。女孩和男孩都不把我当作自己人,我也不认同他们。我觉得自己更像是掉进错误现实中的神秘精灵,而不是一个"女人",甚至不是一个"人"。我玩了《塞尔达传说:时之笛》,在游戏中沉默的、雌雄同体的主角林克身上,我第一次认出了自己。他不会说话,也不属于他从小生活圈子中的小精灵儿童群体。他的与众不同标志着他的特殊性,他注定要拯救世界。林克既勇敢又强壮,同时又温柔美丽。在大多数社交场合,他毫无头绪,无能为力,但这并不妨碍他做重要的事情,也不妨碍他走到哪里都受到感激和爱戴。我喜欢林克的一切,多年来一直以他为榜样,塑造自己的风格。我穿着束腰外衣式的裙子,留着金色的长发,这在其他人看来很"女人味",这样,我会恰当地扮演一个魅力四射的女孩角色。实际上,我不必这么"光明正大地做女人",我每天都可以在电子游戏中扮演自己最喜欢的男性角色,而不用承担任何后果。在家庭露营旅行中,虫子肆虐,天气炎热，社交压力巨大，我在树林中漫步，假装自己是在海拉尔探险的林克。我迫切需要一个榜样，让我在自己的皮囊里感到舒适，而当我别无选择的时候，林克就住进了我的心里。

这其实是自闭症患者很常见的经历。也许是因为我们中的许多人与主流的正常神经生活格格不入，我们开始认同幻想中的生物。比如，外星人、机器人或动物，而不是我们周围的人。我们超越文字的分析型头脑认识到，性别二元的规则是任意的，是完全可以编造的，所以，我们的公平游戏似乎就是要制定我们自己的性别身份和表现规则。在二元性别之外（以及人性之外）进行识别，也有助于我们中的许多人明确自己与社会和我们身体的分离程度。当然，我很难表现得像个"淑女"，我是一个穿着人类服装的机器人！有一个术语专门描述那些认为自己的神经类型和性别认同密不可分的跨性别自闭症者：自闭症性别。

我问波比，她是否认为自闭症和跨性别有联系，她告诉我，"当然，是的，我不可能只拥有一种性别而缺失另一种性别。我的自闭症是跨性别的，我的跨性别是自闭的。因为性别原因，胸罩让我不舒服，因为我受不了紧身的衣服。我踢足球和夺旗橄榄球是为了成为'男人中的一员'，因为当我四处奔跑时，没有人可以和我说话，或者向我提问关于社交陷阱的问题。一切都是紧密相连的。"

我和波比有同样的感觉。我很高兴我的自闭症和跨性别联系在一起。在美好的日子里，我喜欢成为自闭症患者，并将其视为我身份中自然且中性的一部分，所以它塑造了我的性别。这对我来说，从来都不是问题。我不是一个"正常"的人，从来就不可能成为一个"正常"的人，所以，在性别二元和主流人类之外的身份识别就像是宾至如归的感觉。

可悲的是，许多"性别敏感"的父母和心理健康专家并不这么看。跨性别恐惧症的人经常把性别差异和自闭症之间的强烈联系作为一种迹象，表明我们不是"真正的"跨性别者，我们"只是"自闭和困惑。他们认为自闭症患者没有自我意识，很容易被人操纵，因此不准我们决定自己的身份或身体应该做什么。2020年夏天，当《哈利·波特》的作者 J. K. 罗琳（J. K. Rowling）在她的博客上发表了一篇文章《反跨性别的激进女权主义者战争》时，她特别提到了她的担忧，即许多跨性别男性实际上是"自闭症女孩"，他们并不是传统意义上的"女性化"，而是受到了互联网上跨性别主义者的影响，从而认同自己是女性。而在为残疾"女孩"辩护时，她主张限制年轻的跨性别自闭症患者自我认同的能力，以及获得必要的服务和医疗保健的能力。

罗琳的观点（她和许多对性别持批评态度的人一样）对跨性别者和自闭症群体都是极度不人道的。我们是成熟的、复杂的人，有权享有和其他人一样的身体自主权和自决权。如果一个跨性别自闭症患者出生时没有神经多样性，那么质疑他们是否"仍然"是跨性别者是没有意义的，因为自闭症是我们的核心组成部分。如果没有我们的心理残疾（或性别认同），那么我们会是完全不同的人。我们自身的这些方面与我们的人格或个性是无法分离的。它们都是我们的核心部分。

劳拉·凯特·戴尔（Laura Kate Dale）是一名跨性别女性、电子游戏评论家和作家，她写了大量关于她的神经类型和性别如何在她的一生中同时发挥重要作用的文章。在她的回忆录《不舒服的标签：我作为一个同性恋自闭症跨性别女性的生活》

(*Uncomfortable Labels：My Life as a Gay Autistic Trans Woman*)
中，她写道，尽管她在成长过程中被视为男孩，但她并没有传统意义上的"患有自闭症的顺性别男孩"的经历。她有许多明显的自闭症特征，比如厌恶鲜艳的颜色和强烈的味道，脱离现实，无法弄清在任何一天的天气里穿什么衣服。然而，当她小时候被评估为各种残疾时，咨询师并没有考虑到自闭症。社会认为她是一个"男孩"，而患有自闭症的"男孩"不应该如此温顺和可爱。她有许多女性自闭症的特征，尽管世界还没有承认她是女性。

劳拉写道："孩子一出生就被指定为男孩，这是人们的刻板印象，基本不符合我的成长过程。人们以为我们会鲁莽、过度兴奋、吵闹和情感封闭……而我是一个安静、内敛的孩子，很可爱，听话，总是在正确的地点、正确的时间，做人们期望我做的事情。"

劳拉的兴趣往往非常女性化，一点都不像男孩。像克丽丝特尔一样，她不会因为情绪失控而扰乱课堂纪律，也不会因为直率或粗鲁而伤害任何人的感情。由于她内心的痛苦没有给她的同学或老师造成任何问题，她没有受到关注，没有被人注意到——这正是发生在许多顺性别自闭症女孩身上的事情。甚至她的一些自闭症特征也被归咎于她是一个怪孩子或者有点娘娘腔的男孩，而不是一个心理残疾的孩子。

劳拉和波比的经历很好地说明了为什么"女性自闭症"这个词具有误导性；它揭示了"蒙面自闭症"的根源，即一个人在出生时被指定的性别或身份，实际上，社会的期望导致了人们对心理残疾人群的忽视。蒙面即掩蔽，是一种社会体验，而不是生理体验。"女性自闭症"实际上并不是自闭症的一种亚型，而是人们应对神经多样性不被重视的一种方式。通常，处于这种位置的是女性。但许多其他被边缘化的群体也经历过这种情况，而这些趋势并没有得到广泛的认可。与女性一样，黑色人种和棕色人种的自闭症患者诊断不足的比例尤其高，因为种族主义同样扭曲了人们对于这种障碍的认知和评估。他们也为不符合规范和不服从付出了巨大的代价，因此，他们会以伪装作为一种生存手段。

黑色人种和棕色人种的自闭症患者

种族主义已经渗透到心理学和精神病学的起源。早期的临床医生来自欧洲白种人，他们以自己文化中的社会规范作为健康的基础。这是一个非常狭隘和压抑的定义，它假定温文尔雅、衣冠楚楚、博览众书和一身白色是人性的标志，任何偏离了这个标准的人都不是人，而是需要被驯服的动物。

将精神疾病作为一种疾病的现代概念最早形成于英国的维多利亚时期，在那个时代的英国，克制和尊严等同于心智健全。而英国穷人无法保持富人光鲜的外表和冰冷的礼仪，在某种程度上，他们也被视为野蛮和病态。情感表达较多或过滤较少的文化，被病理性地视为非理性的、过度化的和侵略性的。富裕白种人的心理健康需求（以及有权、有势、有财力的精神疾病患者给自己家庭带来的麻烦）是早期精神病学家主要关注的问题。其他所有人，往好了说，都是事后想到的；往坏了说，都是不受欢迎的、需要清除的。

这段历史从一开始就塑造了专业人士如何看待和定义自闭症，它的后遗症延续至今。由于种族主义和偏见，有色人种的自闭症患者经常被忽视。他们不太可能被转诊到自闭症专家那里。他们很难找到符合文化素质的医疗保健服务。尽管黑色人种占美国总人口的13.4%，但在所有心理健康医生中，黑色人种仅占4%左右。当黑色人种和棕色人种的自闭症患者去看白种人治疗师时，正常的情绪表达，如愤怒，可能会被误解为过度或具有"威胁性"，误诊是非常常见的。前提是他们被认定有心理健康问题。黑色人种自闭症患者经常被迫掩盖自己的性格特征和负面的心理健康症状，因为（就像女孩和性别少数群体一样）社会要求他们比白种人男孩更顺从、更随和。

喜剧演员克里斯·洛克（Chris Rock）最近承认自己属于自闭症谱系，具体来说，他被诊断患有非语言学习障碍。在接受《好莱坞记者报》（*The Hollywood Reporter*）采访时，他描述了自己50多岁时还会忽视一些明确的指标（比如无法理解社交暗示，以及倾向于把所有陈述都理解得过于字面化）。因为他是一个性格外向的黑色人种喜剧演员，自闭症似乎无法解释他所面临的社会问题和情感挑战。洛克说，他也淡化了自己的心理健康需求，因为他已经内在化了只有白种人才去接受治疗的想法。

这是一个系统性的、影响深远的问题。白种人自闭症患者的确诊率比黑色人种自闭症患者高19%，比拉丁裔自闭症患者高65%。黑色人种和拉丁裔自闭症患者被确诊的年龄更大，这反映出他们获得医疗服务的时间较晚。原住民自闭症患者诊断不足和诊断延迟的比例甚至更高。

由于各种原因，这些长期存在的种族和文化差距仍然存在。一个家庭的社会经济地位越低，他们获得医疗保健的可能性就越小，尤其是自闭症检测，通常不在投保范围之内，而且可能花费数千美元。此外，种族主义还会影响教师和专家对黑色人种和棕色人种的儿童自闭症特征的认知和筛查。当一个白种人孩子不听指令，在房间里扔积木时，他可能会受到温和的惩罚或安抚。当一个黑色人种或棕色人种的孩子做同样的事情时，他会得到更积极的"纠正"。他甚至可能会被视为一个潜在的罪犯。

作家卡蒂纳·伯克特（Catina Burkett）是一名黑色人种女性自闭症患者，她敏锐地意识到，人们对待她的残疾的态度是如何演变成厌黑女症（对黑色人种女性的系统性压迫）的。

卡蒂纳写道："许多自闭症患者在新环境中也会表现出固执或反应迟钝。当我缺乏灵活性时，我有时会被称为不友好、不服从、懒惰、好斗或无法控制。"

我认识不少白种人自闭症患者，正如卡蒂纳所说，他们在工作中很固执。如果这个白种人拥有高等学历或理想的技能，如编程能力，那么，有点难相处并不一定会妨碍他。事实上，对于科技行业的一些男性自闭症患者来说，有点傲慢或冷漠可能对他们有利。他们的冷漠表明，他们一定是饱受折磨的天才，是屈臣氏办公室里的"神探夏洛克"。然而，当一个黑色人种女性自闭症患者在她的情感表达中哪怕有一点点无趣，她就不得不担心，人们会说她"生气"或"不专业"。

卡蒂纳写道："一位白种人女主管抱怨说，我应该学会在面对不同的人时改变自己的行为举止。（她）变得脾气暴戾，工作环境也变得充满敌意。最终，我不得不辞职。"

实际上，卡蒂纳的老板是在要求她进行"语码转换"，在不同的情况下进行不同的语言和社交展示。许多美国黑色人种精通语码转换，当他们在不同的社区之间穿梭时，不得不在非洲裔美国人英语和标准英语之间转换，并调整他们的外表、举止和音量，以避免消极的刻板印象。语码转换类似于自闭症面具，从某种意义上说，这是一个努力的过程，表明你"属于"某个空间，并知道何时隐藏自己会让大多数人感到压抑的一面。语码转换是一种对认知要求较高的活动，可能会阻碍一个人在具有挑战性或要求较高的任务中的表现，并且与心理压力以及不真实感和社会孤立相关。《哈佛商业评论》的一篇报道发现，许多黑色人种语码转换者将其描述为一种高度警惕的状态，他们需要不断地监督自己的行为和言论，以最大限度地减少白种人的不适或敌意。

黑色人种自闭症患者可能与自闭症面具和语码转换有着各种复杂的关系。按照某种文化的规则，假装自己是神经正常者，已经够烦人的了。现在又要使用各种不同的方式，根据环境使用不同的方言和习惯用语，真是一种完全不同层次的社会表现。自闭症研究者小提莫修斯·戈登告诉我，让自闭症儿童学习改变说话方式，实际上会导致他遭遇更多（而不是更少）的社会排斥。

"因为我是非洲裔美国人，我讲的是一种不同的英语，"他说，"那是非洲裔美国人的英语。所以我接受了'语言治疗'，我觉得自己说的是标准美式英语。"

在语言治疗中，小提莫修斯·戈登被训练得更像一个中产阶级白种人。本质上，他被告知要掩蔽自己的文化。但由于他上的是以黑色人种为主的学校，这并没有帮助他融入社会，反而让他显得格格不入。

"我和大多数非洲裔美国人或非洲后裔一起上学。结果适得其反，因为我的说话方式不同，或者说，我因说话像英国人而被嘲笑。"

随着时间的推移，小提莫修斯·戈登被迫学会掩饰自己的说话风格，以适应他的同龄人，但在与白种人和机构互动时，他也不得不回到所谓的标准美式英语。心理学研究表明，即使对神经正常者来说，语码转换也需要大量的认知资源。玛利亚是一位蒙面女性自闭症患者，她曾与我交谈说，多年来，她认为语码转换让她筋疲力尽。但她最终发现，让她精疲力竭的是伪装神经正常者。对于像卡蒂纳这样的黑色人种自闭症患者来说，同时处理这两项任务（语码转换和伪装正常）可能非常困难。由于她不能随心所欲地把自己变成一个开朗、热情的人，她的老板认为很难与她共事。

对于有色人种的自闭症患者来说，如果被视为有敌意或难以相处，那么可能变得非常危险。当黑色人种和棕色人种的自闭症患者不遵守医疗指示或治疗师的命令时，他们经常被送进精神病院，并被剥夺法律上的自主权。他们还不得不担心被监禁或死于警察之手。2017年，芝加哥警官哈利勒·穆罕默德（Khalil Muhammad）枪杀了一名手无寸铁的黑色人种自闭症少年——里卡多·海斯（Ricardo Hayes）。穆罕默德声称，他感到自己受到了海斯的威胁，但一项调查显示，海斯当时只是在他居住的街道旁慢跑，并没有对穆罕默德表现出任何攻击性。在非洲裔美国公民乔治·弗洛伊德（George Floyd）被谋杀5天后，耶路撒冷市的一名以色列警察开枪打死了埃亚德·哈拉克（Eyad Hallaq），后者是一名来自巴勒斯坦的患有严重智力障碍的男性自闭症患者，他不能说话，也无法理解指令。2021年4月，一名芝加哥警察开枪打死了13岁的亚当·托莱多（Adam Toledo），当时亚当的双手举在空中。亚当接受过特殊教育，大脑功能异于常人。在被警察打死的人中，大约有50%是残疾人，其中黑色人种和棕色人种的自闭症患者的风险尤其高。无论种族如何，被认定为自闭症，对女性和性别少数群体来说，都是社会和情感方面的危险因素。对黑色人种和棕色人种的自闭症患者来说，明显的心理残疾可能是致命的。

在《阿斯伯格综合征患者的秘密生活》一书中，民俗学家阿南德·普拉拉德以丰富的细节描述了他是如何掩饰自己的自闭症的，并向世界展示一个神经正常的、没有威胁性的表象：

"我为了上学，学会了每天都'戴着面具生活'。我必须小心点。不过，掩饰就像是一种本能。就像一根棕色的手杖，一旦搁在叶子上，就变绿了。瞧瞧……瞧瞧手，瞧瞧嘴唇，瞧瞧眉毛。"

20世纪50年代，阿南德在一个种植园里长大，当时离奴隶制结束只有两代人的时间。阿南德和他的家人（其中许多人都具有自闭症特征）生活在农村地区，他在大自然中找到了安慰。然而，一进入学校系统，他就不得不"戴上面具"。除了是黑色人种和患有自闭症，阿南德也是性别酷儿，所以，一旦被送入公立学校，他就不得不开始隐藏自己的神经多样化，以及他那柔软、女性化的一面。

在整本书中，阿南德描述了不同的社会环境如何要求他呈现不同版本的自己。在一所全是黑色人种的小学，他被认为是古怪的、不够男性化的，但基本上无人理会他的另类。在一所融合白种人的高中，白种人对他施加了很大的压力，要求他成为一名可敬的种族正义先锋。成年后，阿南德成为一名教授。在警校里，他必须隐藏情感上的一切脆弱，审视一切随意的语言和俚语，掩盖白种人同事认为"不专业"的任何东西。自闭症患者通常都很坦率，美国黑色人种也倾向于对人际关系问题进行直接的"真实交谈"。但在白种人占多数的健全机构中，公开说出你的想法或抱怨任何事情，都会让人感到害怕。阿南德必须适应这些，以隐藏自己开放的、脆弱的和真实的那一面。

阿南德在他的回忆录中描述了建立虚假自我是多么的必要，但也让他无法与他人真诚地交流。我知道，很多蒙面自闭症患者都有这样的经历。他们必须与他人保持距离，因为让他人看到自己的过度执着、崩溃、痴迷和爆发，可能意味着失去他人的尊重。但把自己封闭起来，意味着他们永远无法得到充分的爱。

阿南德写道："如果遵循神经正常的规则，那么我永远也活不下来。但我的规则并不一定是一段关系中最好遵守的。例如，我的规则主张的是，当我不堪重负时，就断开联系。别听了……帮我保守秘密。"

阿南德经历了几次分手和多次离婚，最后被诊断为自闭症患者。他没有与他的伴侣分享他的感受，而是逃跑了，要么逃出身体，要么逃入心灵深处。当他的第三任妻子暗示这可能是由心理残疾引起的时候，阿南德终于走上了自我接纳的道路。

当你没有其他工具可用时，"蒙面"（伪装）是一种明智的生存策略。但是，你越偏离社会价值观，你的伪装就必须越精致。隐藏你的自闭症、你的种族文化、你的酷儿或女人气质，可能太多了。有时，唯一可行的替代方案就是闭上嘴，变得极度压抑。如果你融入环境，变得不易察觉，那么你就不会冒犯任何人。

卡蒂纳·伯克特和阿南德·普拉拉德都描述了采取这种策略，变得沉默和压抑，低着头，以避免引起白种人对黑色人种自信人格的恐惧。在生活中，有的黑色人种自闭症患者就像克里斯·洛克一样，努力给人留下愉快的、有趣的、超级可爱的印象。就像许多女性自闭症患者和跨性别者通过变得渺小和不具有威胁性适应社会一样，黑色人种自闭症患者经常被迫通过微笑进行自我保护。

健谈的外向型自闭症患者

1911年，精神病学家尤金·布鲁勒创造了"自闭症"这个术语，字面意思是"孤立的自我"。这是相对于"非自闭症"的对立术语，意味着"他人的自我"或"联系的自我"。电视和电影中对自闭症的无数描述关注的是自闭症患者如何疏远了，以及他们在自己脑海中想象的样子应该是什么样的。想想美剧《波城杏话》（St. Elsewhere）大结局中那个自闭症男孩吧，众所周知，他是独自坐着盯着一个雪球，构思出整部剧和所有角色的。还有一个更现代的例子，就是希雅导演的广受诟病的音乐电影《音乐》（Music）中的角色。音乐是一个不会说话的自闭症女孩，当她的祖母就在她面前死去时，她几乎没有注意到。在电影中，音乐不能说话，也几乎不能使用她佩戴的增强通信设备，只能通过精心编排的梦境片段与其他角色建立联系。她是一个孤立的、反社会的自我，被锁在自己创造的世界里。

尽管大多数被诊断患有自闭症的人都有内向的性格特征，但他们中的一些人实际上性格相当外向和爱交际。实验研究表明，与自闭症相关的某些社交技能缺陷（如认脸困难）在性格外向的自闭症患者中有所减轻。如果你寻求大量的社会交往，你就会得到更多与人互动的练习，所以性格外向的自闭症患者可能会更容易渐渐融入社会。性格外向的自闭症患者的情绪也往往比性格内向的同龄人更大气、更有表现力，因此更容易与神经正常者建立联系。

自闭症患者可以轻易地表现出强烈而开朗的个性，就像他们可以轻易地表现出冷漠和孤僻一样。他们中的许多人能进行强烈的眼神交流，积极倾听，当有人提出他们感兴趣的话题时，他们会兴奋地插话。性格外向的自闭症患者可能会在社交礼节上笨手笨脚，经常插嘴，显得"太热情"，甚至被指责为装腔作态，但与他人联系的高度兴趣，通常对他们的心理和社交都有好处。

遗憾的是，由于自闭症被描绘成一种让你变得冷漠和呆板的障碍，性格外向的自闭症患者在儿童时期很少被正确识别和诊断。老师和家长认为他们是爱聊天的交际花，或者是课堂上捣乱的小丑。人们甚至可能会把他们巨大的情绪表现和能量爆发当作"操纵欲强"或"寻求关注"。随着时间的推移，这些标签会成为他们赖以生存的面具的一部分。这也会使自闭症患者很难有独处的时间，其他社会界限的需求也得不到尊重。例如，小提莫修斯·戈登告诉我，由于他给人的印象是和蔼可亲的"派对达人"类型，他的朋友和家人很难理解他有时也需要独处。

"我的祖父母最初来自南方腹地，所以从那种文化意义上讲，没有人可以被忽视，这是很重要的，"他解释说，"如果你感到悲伤，那么最好是和一群人在一起。但就我而言，我需要一个人静一静。但如果我对同龄人甚至家人说，我需要独处的时间，他们会说'不，不，不，你不能独处'。我独处也该死，不独处也该死。"

如果在许多不同的方面伪装成性格外向和善于交际的人，就会导致自闭症患者的挣扎被低估或抹去。我的朋友贝丝（Bethy）精力充沛，穿着很多引人注目的、明亮的衣服，身上有我所见过的最酷的文身。多年来，她一直活跃在芝加哥的戏剧和马戏团艺术社区，当她兴奋时，她会高兴地尖叫着上蹿下跳。贝丝也喜欢做模特，这与她的身材和性感非常契合。她把自己的个人风格和身材视为自我的完美升华。对许多人来说，在自闭症患者身上看到这些品质，会有点令人惊讶。很多自闭症患者的协调性都很差，感觉自己的身体并不协调，他们被刻板地认为是不酷的、没有时尚感的怪咖。贝丝明显患有自闭症，但她也很迷人。如果我不太了解她，那么我会认为，她阳光的、优雅的性格意味着她比内向的、害羞的自闭症患者更容易社交。

但因为我很了解贝丝，我意识到这些都不是真的。她发现，她很容易在自己曾经工作的酒吧里结交表面上的朋友，但与人建立更深层次的联系却非常困难。她会事后怀疑自己，并在脑海中不断地盘算，思考自己的行为和言语如何才能得到认可。她会很在意别人对她的看法，在任何一个社区里，她都很少有家的感觉。她的完美无瑕的风格也是一种努力，让她的人格和个性得到他人的认可。她总是被误解，每天都是一场与真实自我进行交流的斗争。贝丝在掩饰，并投入了大量的精力，充当一个被抑制的、安静的自我。

就像一些自闭症患者渴望大量的社会交往一样，一些自闭症患者寻求高度的刺激和感官输入。与普遍的看法相反，自闭症患者的听力并没有超级敏感，眼睛也不会对光有超级反应。实际上，自闭症影响的是大脑如何过滤感官接收到的信息，以及如何将所有的数据组合成一个连贯的整体。自闭症患者要么是感官寻求者（有时也被称为感官疏忽者），要么是感官回避者。根据感觉的不同，大多数自闭症患者是二者的结合。

由于我在第一章中概述的各种原因，神经正常的大脑倾向于忽视可能会影响脑海中的"大局"的小细节。打个比方，当一个神经正常者看到一片"森林"时，他们的大脑开始忽略那些使视野复杂化的、枯死的、光秃秃的树木和一丛丛的树篱。相比之下，自闭症患者能感知到所有单独的树木、树桩和腐烂的动物尸体。对自闭症患者来说，成千上万个小特征并不能毫不费力地组合成一个大特征，所以，他们必须单独处理所有这些特征。这让人筋疲力尽。

当我在晚上走进我的公寓大楼时，我被一波不协调的感官信息击中。如果我已经度过了充满压力或情感负担的一天，我的精力已经耗尽，那就特别麻烦了。我的邻居们疯狂闲聊，喋喋不休，大厅里到处都是混乱的摔门声。我能听到电梯"嘎吱嘎吱"地向地面驶去的声音，邻居家的音乐在我楼下砰砰作响，还有远处救护车的轰鸣声。每条感官信息都在争夺我的注意力，而且不会融入统一的背景噪声。事实上，我忍受的时间越长，我就越生气。我应对这种情况的一种方法就是屏蔽这个世界，抑制所有让我分心的刺激。但另一种同样有效的、应对感官挑战的方法就是寻找真正强烈的、大胆的感觉，以压倒所有的白噪声。

当自闭症患者是一个感官探索者时，他可能会渴望大声的音乐、辛辣的食物、耀眼的色彩或大量的活动和运动。他们在公共场合戴耳机并不是为了掩盖其他人的巨大噪声，而是因为一段砰砰作响的合成流行音乐有助于他们保持专注和脚踏实地。无论哪种情况，目标都是一样的——理解大量难以处理的数据。一个追求感官、热爱乐趣的"人格面具"就是一个非常有效的"自闭症面具"。如果你经常环游世界，在当地酒吧的金属之夜听着音乐跳舞，没有人会认为你是一个"过度敏感"的残疾人。甚至可能的是，歌舞狂欢就是令人愉快的"面具"，尽管事实证明，不断寻求刺激的需求是有限的。作家杰西·梅多斯（Jesse Meadows）在他的文章《自闭症人群也聚会》（*Autism People Party，Too*）中描述了一个酗酒的派对女郎如何帮助他人变得合群，并找到一点感官上的舒适感。然而，这种生活方式最终被证明是不可持续的，他们不得不学会以更健康的方式寻求新鲜和刺激。

洛根·乔伊纳（Logan Joiner）是一名青少年，他从8岁起就与这个世界分享他对过山车的热情。在他的两个YouTube频道（Koaster Kids和Thrills United）上，总共有近3.5万名订阅用户。他分享了自己从桥上蹦极、悬崖跳水到开阔水域的视频，以及去游乐园的视频。洛根患有自闭症，他喜欢坐过山车是因为过山车能帮助他调节大脑处理感官信息的方式。

"我不太喜欢意外的惊吓，"洛根解释说，"但如果你仔细想想，过山车并不是真的吓人……这些极限运动并不可怕，因为它们是可预测的。"

尽管游乐园可能很乱很吵，但对自闭症患者来说，这里的游戏真的可以带给他们莫大的慰藉。游乐园提供可预测的社交互动和预先包装的体验，这些几乎不会改变。餐厅的布局很清晰，食物清淡却饱腹，每一个景点都在几分钟内结束，招牌又大又清楚。一旦你习惯了坐过山车，它就会在预期的时间点提供持续的刺激。对于寻求感官刺激的自闭症患者来说，跑道的疾风和震动可以提供放松的身体输入，就像加重的毯子或指尖魔方一样，只是跑道的力量更大而已。这里有统计数据需要记忆，有历史发展知识需要学习，还有一个完整的在线创作者社区可以与他们分享过山车和景点知识。此外，在过山车上，你可以大喊大叫，挥舞手臂，而不会有人朝你投来奇怪的眼神。由于自闭症患者中的许多人在调节音量方面有困难，所以，他们喜欢挥动手臂，享受过山车、音乐会和其他嘈杂喧闹的空间，这可能会意外地成为社会评判的避难所。

我认识一些自闭症患者，他们是唱片骑师、销售人员、团队经理、非营利组织筹款人，以及高空杂技演员。自闭症患者中性格较为外向和寻求感官享受的人喜欢动漫大会、家庭聚会、政治竞选和竞技体育。然而，对这些自闭症患者来说，让他们的残疾得到重视通常是非常困难的，因为他们是如此直言不讳和迷人。当他们确实在社交上遇到困难或在工作中拖后腿时，他们的亲人会指责他们"假装"过得很艰难，因为前者发现，后者前一天晚上出去参加滑稽剧演出并不费力。对残疾人来说，这是一种非常常见的经历，有人告诉你，你在一个领域的技能证明你在另一个领域"不够努力"。

很少有人会猜到，这些直言不讳的、精力充沛的人是自闭症患者，尤其是在他们喧闹的童年时期，更容易被忽视。如果他们有什么不寻常的地方，那么，注意缺陷多动障碍可能就是人们猜测的病症。顺便提一下，自闭症和注意缺陷多动障碍同时发生的概率非常高，而且在诊断上很难厘清。心理学家经常把它们称为"姐妹症状"，因为它们会导致一些共同的问题，如注意力不集中、寻求感官享受、因遭遇社会排斥而深感痛苦。这让我想到了另一组经常被忽视的自闭症患者，即那些患有共病和重叠病症的自闭症患者。

多病共存的自闭症患者

当涉及精神疾病和残疾时，诊断类别确实是有缺陷的。一种疾病是一组症状和特征，它们往往会一起出现，但并不总是这样，而且这些症状和特征的组合方式往往会随着时间的推移而改变。

例如，焦虑和抑郁是否应该被视为同一种障碍的组成部分，还是仅仅被视为相互关联的两种不同的症状？心理学家们已经争论了几十年。20世纪40年代的精神病学家认为，自闭症是儿童精神分裂症的一种形式，但他们现在肯定不这么认为了。我们对这些标签的理解总是在不断变化，谁会被某个特定的标签困住，在不同的时间和文化背景下也会有所不同。

通常，一个人的症状会在多种疾病之间的谱系上"徘徊"，或者具有多种疾病的独特特征组合。例如，如果你有过一次躁狂期，你可能会被诊断为双相情感障碍，而不是躁狂抑郁症，尽管抑郁发作的次数远远超过躁狂发作的次数。另外，如果你没有达到厌食症的低体重要求，无论你的疾病给你的生活带来多大的痛苦，你都可能永远不会被确诊。这种动态对具有自闭症谱系特征的人来说，尤其具有挑战性，因为他们的神经类型是多方面的，很容易被误认为是其他疾病。

例如，创伤后应激障碍（PTSD）患者看起来与自闭症患者非常相似。PTSD患者往往害怕人群，容易被巨大的噪声吓到，在阅读困难的环境中变得更加保守。PTSD引发的过度警觉看起来很像伪装：不断地扫描周围的环境、寻找威胁源并调整自己的表现方式，这样才能保持安全。更复杂的是，许多自闭症患者在年轻时经历过创伤，并由此产生PTSD症状。他们经常被父母和看护人虐待，被同学欺负或被施虐者视为"容易上当的猎物"。儿童自闭症的主要治疗方法是应用行为分析疗法（Applied Behavioral Analysis, ABA），而ABA被自闭症患者广泛批评为"难以忍受的创伤"。

由于所有这些原因，试图厘清一个人的哪些特征是自闭的，哪些是由神经典型世界中神经多样性的创伤引起的,并不现实(或有帮助的)。达恩(Daan)是一个40岁的男人,生活在荷兰,他除了患有自闭症,还被父母虐待。他告诉我,他的复杂的PTSD诊断有效地掩盖了他多年来的神经多样化。

他说:"我想每个人都在谈论我,几乎要气炸了,骂我是个可怕的人。这是自闭症吗?不能很好地理解别人的想法?还是说,如果我把海绵放在洗手池里的错误一侧,我妈妈就会大骂我?没有答案。"

达恩的第一个心理治疗师试图告诉他,他的恐惧是非理性的。她告诉他,他的母亲早就去世了,再也不能伤害他了。这位女治疗师相信,她可以帮助达恩质疑自己的"不合逻辑的信念",即人们是不安全的。但由于患有自闭症,达恩几乎每天都在受到伤害和拒绝。他对社会充满威胁的看法是基于现实的,并非不合逻辑。

他告诉我:"我会提出一些纯粹的事实,比如我说,'哦,嘿,你剪了头发',人们会认为我在取笑他们。我的老板为此对我大吼大叫。女孩们会和我约会,然后斥责我没有像她们期望的成年男人那样行事。就像我妈妈又在攻击我一样。然后,我去看治疗师,她会说我在和我妈妈一起重温我的创伤,她在其他人身上看到了我妈妈的影子。这真的很可怕,让人疯狂。"

临床研究表明,达恩的经历一点也不反常。专注于对抗"非理性信念"的疗法,如认知行为疗法(Cognitive Behavioral Therapy,CBT),对自闭症患者的疗效不如神经正常者。其中一个原因是,自闭症患者的许多恐惧和压抑往往是完全合理的,并植根于一生的痛苦经历。自闭症患者往往是非常理性的人,他们中的许多人已经倾向于非常仔细地分析自己的想法和感受(有时会过度分析）。自闭症患者不需要认知行为训练来帮助自己不被情绪支配。事实上，他们中的大多数人都曾被恐吓，以至于过度忽视自己的感受。

最近，达恩换了治疗师。这位新的女治疗师在她的整个职业生涯中只上过一门关于自闭症成人的继续教育课程，但这仍然使她比大多数治疗师更有见地。她送达恩去接受评估，并开始研究如何改变治疗实践，以更好地适应他的情况。

"我的新治疗师承认，关于帮助自闭症患者克服创伤的研究并不多，"他解释道，"但她至少帮我做了评估。这为我打开了一个相互理解的世界，以便帮助我在网上与其他自闭症患者交谈。"

自闭症看起来也很像焦虑症。毕竟，大多数自闭症患者在别人身边的每一刻都很焦虑。过度刺激、不可预测的环境往往会激活自闭症患者的战逃反应。他们为应对压力而养成的例行公事和重复行为看起来很像强迫症。"自闭症倦怠"表现得非常像重度抑郁症发作。通常情况下，治疗师会意识到，这些负面心理健康后果是掩饰行为带来的，而不是由未经治疗的心理残疾造成的。

一些未确诊的自闭症患者（尤其是女性）被认为是"高度敏感的人"。高度敏感的人通常被描述为直觉灵敏，情感敏锐，容易不知所措。就连"高度敏感"这个术语的创造者伊莱恩·N.阿伦（Elaine N. Aron）也透露，她在书中描述的一些高度敏感的家庭成员后来发现自己是自闭症患者。自闭症带来的污名（及其男性化的、冷漠的联系）可能是自闭症谱系中如此多的女性发现"焦虑"和"高度敏感"等标签更能引起共鸣的部分原因。

在某些情况下，被边缘化的自闭症患者会被心理健康诊断困扰，甚至比自闭症更遭人唾骂和误解。例如，成年女性自闭症患者往往被错误地贴上"边缘型人格障碍"（Borderline Personality Disorder, BPD）的标签，这是很常见的。这真是一个灾难性的诊断。边缘型人格障碍是许多治疗师最不喜欢治疗的病症。作为一个群体，他们通常被认为过于戏剧化、需要帮助、寻求关注，而且不可靠，甚至有虐待倾向。我培训心理治疗师的时候，他们中的许多人都告诉我，他们的导师教他们像躲避瘟疫一样避开BPD患者，甚至永远不想和有BPD特征的人交朋友。

虽然BPD被称为"人格"障碍，但被描述为"依恋和情绪处理障碍"或许更准确。BPD患者非常害怕被拒绝。他们有一种不稳定的自我意识，高度依赖于他人的接纳度。他们经常被亲人和治疗师描述为具有似乎不适当或高控制欲的极端情绪。如果这些听起来与表2-1中的"女性自闭症"特征惊人地相似，那么这不是巧合。许多因为患有自闭症而反复被拒绝和受到创伤的女性（以及其他的性少数人群）会产生一种不安全的自我意识，一种害怕被拒绝的恐惧心理（合理的），以及巨大的"过度敏感"情绪，而这些都反映了她们几乎不断感受到的痛苦。

尼拉就是这样一位女性，在最终被诊断患有自闭症之前，她被错误地贴上了BPD的标签。她身上所有的特征都有重叠的地方：缺乏自信，害怕被抛弃而导致情绪崩溃，对真实的自己没有稳定的认识。

"我曾经假装成我男朋友想让我成为的样子，这样他们就不会离开我。结果他们却认为我的控制欲和邪恶在作祟。"她说。

事实上，尼拉正拼命地不让自己孤单。如果她的伴侣喜欢冰球，她就会在衣柜里塞满冰球运动衫。如果一个男人喜欢精心打扮的女人，她就开始每周做一次美甲。虽然效果不太好，但她只知道这些。

她说："如此虚假的生活让我有自杀的感觉。你知道吗，当你具有边缘型人格时，试图自杀意味着你在操纵别人的注意力。我是那个经常让自己被人利用的人，但当我背上了'打擦边球'的标签时，我就成了人们眼中歇斯底里的恶棍。"

直到一位亲戚被诊断为自闭症患者时，尼拉才开始质疑自己的这种说法。她的母亲65岁时接受了评估，几十年来，这位母亲一直被诊断为自恋型人格障碍。

尼拉说："我的母亲非常自私，但那是因为她真的无法理解别人的大脑里在想什么，她可能会被自己的观点禁锢。她的行为看起来很自私，因为自闭症妨碍了她的同理心输出。我有强烈的同理心，这几乎是痛苦的，而我的母亲却呈现出相反的一面。她就是没有共情力。但这是邪恶的吗？她真的没办法。"

尼拉告诉我，虽然她的母亲不为别人着想，而且很固执，但她也是一个非常关心这个世界的女人。任何阻碍她行动的东西都是将她从生命中剔除的威胁源。尼拉认识到母亲的这一点，并欣赏她那充满激情和奉献精神的一面，这让尼拉对她们的母女关系感到更加平和。

"她非常关心女权主义和拯救环境的问题。她的心很大，也受了伤。她是一个很难相处的人，尽力做到最好，这对于一个在20世纪70年代寻求治愈的黑色人种女性来说，显然意味着你是一个自恋者。"

精神病学家黎孟春（Meng-Chaun Lai）和西蒙·巴伦-科恩（Simon Baron-Cohen）发表在医学杂志《柳叶刀》（*The Lancet*）上的一篇文章提出，整整一代自闭症患者都被误诊为具有人格障碍。不出所料，他们认为大多数被误诊的人是被边缘化的女性。通常，我在巴伦-科恩的研究中发现了很多问题，长期以来，他一直主张自闭症的最佳解释是"极度男性化的大脑"。然而，在这项研究中，他似乎承认，许多女性之所以没有被诊断为自闭症患者，是因为她们被贴上了边缘型、表演型或自恋型人格的标签。被诊断为人格障碍也会让患者很难找到自我肯定的、富有同情心的心理健康护理，特别是当这种污名与性别歧视或厌女症交织在一起的时候。

正如我在前文简要提到的，自闭症和注意缺陷多动障碍（ADHD）共存，并且有很大的重叠。这两种残疾都与一个人的"执行功能"有关，即他们提前计划、将大目标分成小步骤、按逻辑顺序安排任务以及自我激励完成任务的能力。然而，事实上，我们与这些活动的斗争是与环境和文化有关的：在一个不优先考虑坚定的个人主义的世界里，需要别人帮你找车钥匙，可能不是一种残疾。自闭症患者和ADHD患者都很容易被刺激分散注意力，但也倾向于过度专注于自己觉得愉快的活动，全神贯注地投入几小时而忘记了小便或吃饭。一般来说，自闭症患者倾向于认为自己比ADHD患者更能控制自己过度关注的东西。ADHD患者更可能将无聊和刺激不足描述为痛苦，而一些自闭症患者则真正享受平静和安静。在女性和有色人种中，这两种神经类型都是诊断不足的，而那些在年轻时未被诊断出的人通常会在几十年后才会发现自己的残疾特征。

虽然专业人士并不认为ADHD会直接影响情绪处理和社交技能的发展，但ADHD患者的一个突出经历是拒绝敏感性焦虑，当从其他人那里收到负面（甚至中性）的社交反馈时，他们会感到强烈的恐慌和痛苦。因为ADHD患者觉得被拒绝的感觉非常可怕和痛苦，所以他们的社交行为可能像蒙面自闭症患者一样克制和取悦他人。自闭症患者可能难以猜测他人的感受，也难以理解不言而喻的社会规范，但ADHD患者也可能被指责为"健忘"，他们滔滔不绝地谈论着，却没有注意到听者的无聊表情，或者他们沉迷于电子游戏或最感兴趣的爱好，以至于忽视了室友独自打扫卫生的沮丧神情。换句话说，潜在的机制可能不同，但许多困难是相同的。

虽然ADHD患者似乎不像自闭症患者那样"自下而上"地处理信息，但与这种神经类型相关的高能量和高焦虑，貌似与自闭症患者对压倒性感官信息的反应惊人地相似。虽然与一般的ADHD患者相比，一些蒙面自闭症患者可能在完成任务、遵循固定的时间表和保持条理性方面做得更好，但他们中的许多人长期筋疲力尽，在日常生活中经历着与ADHD患者相同的挣扎。此外，还有很多非蒙面自闭症患者需要日常帮助，所以，说自闭症是一种高功能或更有条理的神经类型是不公平的。然而，人们常常刻板地认为，自闭症是"井然有序"的"ADHD混乱"。

虽然他们有许多共同的经历，但ADHD患者和自闭症患者之间也有一些值得注意的区别。首先，成人更容易接受ADHD的诊断，尽管它伴随着非常污名化的假设，即患者的大脑"坏了"，需要兴奋剂治疗。其次，许多ADHD患者所需要的专用空间可能与自闭症患者所需要的不能兼容。作为一个没有ADHD的自闭症患者，我需要一个安静、私密、干净的空间来保持冷静和专注。我也需要安静和黑暗的环境才能入睡。相反，许多ADHD患者需要刺激、新奇和感官输入。例如，他们可能需要在学习时把电视的声音开得很大，或者不开音乐就无法入睡。杂乱和混乱的氛围让许多自闭症患者欲罢不能。而对许多ADHD患者来说，"视觉噪声"很容易被忽视，以至于混乱可以从他们的视野中"消失"。患有ADHD的朋友经常找我帮忙找他们的手机和钥匙，因为他们无法在成堆的东西中找到这些小玩意儿。对他们来说，这只是一堆白噪声，但我（自闭症患者）一眼就能找到特定的物体。

我认识的许多ADHD患者都把自己描述为"时间盲"，或者认为时间是一个旋涡或一连串的波动。而我对时间的体验是线性的、刻板的，在我的生命中从来没有迟到过或错过最后期限。患有ADHD的作家和创意人员往往在深夜激情迸发时工作，并将他们的作品以一种联想性的、宏大的方式组合在一起。我有一个固定的工作时间表，分析各种资料的来源，然后一点一点地把它们拼凑在一起。但我也有冲动和混乱的倾向，如果我年轻时没有更好地隐藏这一点，我可能会被贴上ADHD（或边缘性疾病，或其他什么）的标签。

我为创作本书而采访的许多自闭症患者也是ADHD患者。我在文中提到的许多作家、心理健康医生和活动家也是如此。在自闭症自我宣传社区中，ADHD患者通常被默认为"荣誉成员"。我们对这两种神经类型了解得越多，就越感觉它们不是属于两个截然不同的类别。从任何意义上讲，它们都是两个高度相似的群体，"情同手足"，属于同一个社区。

自闭症不但与许多精神残疾和疾病重叠，还经常与身体残疾并存，如埃勒斯—当洛斯综合征（EDS）、胃肠道疾病、癫痫等。希瑟·R.摩根既有肢体残疾，也有自闭症，她说："我们可以把一些病症想象成自闭症的基因标记。"

她告诉我："我认为我们中有很多人都属于这一类，但我们并没有意识到这一点。身体残疾者可能不是典型的自闭症患者，但他们的基因序列中有自闭症的特征。"

当自闭症与其他疾病或残疾交织在一起时，其特征可能会以新的形式出现，或者完全被隐藏起来。我和安吉尔的家人是好朋友，他是一个患有创伤性脑损伤和智力障碍的自闭症青少年。如果安吉尔在车祸造成脑损伤之前没有被诊断出患有自闭症，医生可能永远都不会看出他是自闭症患者。例如，他们可能认为，他不能说话是因为车祸造成的神经损伤。如果是这样，安吉尔就不会得到增强通信设备，也不会拥有在社交媒体上与朋友聊天的iPad。幸运的是，安吉尔的家人和护理团队发现，他缺乏语言交流不是因为他无法表达自己，而是因为自闭症患者需要非语言的自我表达方式。

安吉尔是一名罕见的蒙面自闭症患者，他周围的人并不认为他是"高功能"或高智商的人。当然，认为某些自闭症患者比其他人的功能更强，或者认为功能状态呈现一目了然的"二元"特征，这种想法本身就是有问题的。它导致许多自闭症患者的残疾被抹去，而使大众"功能"成为可能的个人痛苦被忽视了。它还延续了这样一种观念，即只有那些仍然能以传统的方式保持高效或给人留下深刻印象的残疾人，才值得活下去。

"高功能"自闭症患者

神经正常者痴迷于功能水平。如果你告诉一个神经正常者，你是自闭症患者，但你能够进行谈话或保住一份工作，他们会立即开始滔滔不绝地夸赞你是多么能干。通常，这句话的含义是，你不能真正地算作残疾人，因为你可以假装不是残疾的样子（即使只是片刻）。当我在为我的第一本书做新闻报道时，我收到了如下评论，这是出现在我的 YouTube 直播现场的评论：

"如果普莱斯博士患有自闭症，那么，我的结论是，自闭症患者都是高功能的人。大多数自闭症患者终其一生几乎无法保住一份工作，因为他们无法与他人进行有意义或适当的互动，他们也无法在任何一段时间内集中精力专注于任何事情，或者，即使他们能专注于某些事情，那也是微不足道的和无关紧要的琐事。"

在这篇评论中有很多东西需要解释。首先是评论者的假设，因为我似乎是"高功能者"，我的自闭症在他看来有点可疑。他说，"如果"我是自闭症患者，那么我一定是高功能的人，而不是说，我是自闭症患者，而且有能力或有成就。他认为二者是不相容的。此外，他似乎认为，我不算真正的自闭症患者，因为在长达一小时的谈话中，我可以很好地假装正常人。另一件引人注目的事情是，他将保住一份工作等同于拥有有价值的人生。在这位评论者看来，我是一个高功能自闭症患者，因为我可以高度专注于赚钱的事情。如他所言，与赚钱无关的自闭症激情是"微不足道的"和"无关紧要的"。"无关紧要"这个词也特别引人注目，就好像自闭症患者自己的感受和快乐根本不重要，重要的是别人如何看待他们的生活。

当神经正常者把"有功能"等同于"没残疾"时，他们没有意识到，自闭症患者在表现正常的过程中隐藏着巨大的艰辛。他们还忽略了一点：让自己看起来正常的行为本身是多么令人压抑。这让我想起，当我看到一个胖子骄傲地承认自己是胖子时，一个瘦子却轻蔑地纠正他："你不胖！你真有曲线美！你真漂亮！"这种反应暴露了对肥胖和以肥胖为傲的不适，并揭示了一种潜在的信念，即一个人不能既胖又美。但是，一个人可以既胖又美，胖和美是两个完全独立的特征。最重要的是，认为一个人的美丽是其价值定义的一部分，这是一种侮辱。相反，自闭症患者可以在公共生活的一个（或多个）领域发挥作用，而在其他领域却明显无能为力。此外，有些人在生活的任何领域都不能独立"发挥功能"，这也不应该削弱他们的价值和他们理应得到的尊重。

照片墙（Instagram）上的一个账号记录了一位"高功能"自闭症患者的生活，她的小名是布尔（Boo）。大家都说，布尔是一位了不起的护士。她的大脑是一个储存医学案例的仓库，可以根据记忆随意调取。她很擅长和儿科患者打交道，可以让后者放松下来。她也有完全不能说话的时候。在一次压力特别大的轮班结束后，她要在地板上躺上几小时，一遍又一遍地排列她最喜欢的玩具。像其他自闭症患者一样，她也有情绪崩溃和精力不足的时候，但因为她聪明能干，她的自闭症并不符合"神经典型"模型。

2013年之前，《精神疾病诊断与统计手册》（DSM）对自闭症和阿斯伯格综合征进行了区分。自闭症更严重地使人衰弱，并与主要的沟通障碍和智力挑战有关。阿斯伯格综合征则发生在高智商人群中，与谈吐得体、情绪冷淡的数学天才和电脑迷有关。2013年版的DSM将这两个标签合二为一：自闭症谱系障碍（Autism Spectrum Disorder, ASD）。今天，临床医生们讨论的不是自闭症与阿斯伯格综合征的区别，而是某人是"高功能还是低功能"，或者他们的"支持需求"是什么水平。

自闭症自我倡导网络（Autisitic Self Advocacy Network, ASAN）和其他由自闭症患者领导的组织拒绝使用高功能和低功能等术语。这些词过于简化了残疾对一个人生活的影响，并将他们的生产力与他们作为人的价值等同起来。一个能说话、能社交、能保住工作的人，可能会被外界的观察者视为非常"高功能"的人。私下里，这个"高功能"的人可能需要别人帮忙穿衣服或者提醒他什么时候吃饭。例如，布尔的丈夫制作了一个易于阅读的图表，列出了家里所有可吃的零食，当她感到饥饿和疲惫时，该图表可以提醒她该做什么。他还帮助和激励她做一些事情，如梳头或洗头，这些活动对她来说既必要又痛苦。

相反，一个看似"低功能"自闭症患者，他既不会说话，也不会穿衣服，只要给他提供专用空间，就可能在学校表现出色或解出复杂的数学方程。作家兼活动家伊多·凯达尔（Ido Kedar）早年的大部分时间都无法与任何人交流。他不能用嘴说话，也很难用手写作，因为他的运动控制能力差。后来，他学会了在iPad上打字，他的博客"自闭症世界的伊多"诞生了。伊多写了两本书，接受了无数的采访，并继续定期在博客上发表关于自闭症和"残疾与社会公平"的文章。他还以3.9的平均绩点从高中毕业，目前正在努力读大学。在学术和智力上，伊多都处于非常高的水平，现在他得到了支持，使"高功能"成为可能。然而，在社会上，由于他不能说话，长期缺乏支持，多年来处于"低功能"的地位。

像伊多和布尔这样的案例，确实突出了功能性标签可能是多么的肤浅。尽管如此，这些标签塑造了精神病学家、教师和家长对自闭症的看法，而且确实倾向于那些被认为"高功能"的人最容易掩盖事实，也因此错过了诊断。一般来说，如果一个自闭症患者从很小的时候就会说话，并且可以假装一些社交礼仪，他们很可能会被认为是"高功能"的孩子，或者根本不会被视为自闭症患者。这有点儿讽刺，因为在很小的时候，学习说话是阿斯伯格综合征的早期迹象。我妈妈说，我在6个月大的时候说了第一个单词，1岁时就能连词成句了。就在1岁那年，我向一个百货商店的店员打招呼说："我相信我闻到了花香。"这让他震惊了。我的整个家庭有很多这样的故事。许多人要么在20世纪90年代被贴上"阿斯伯格综合征"的标签，要么被认为是"高功能"的人，现在也有类似的幼儿故事，他们都是说话太多的小孩。如此，常常导致我们被选入天才教育项目，而不是特殊教育，这既有优势，也会产生相当一部分界限不清的、物化的经历。

对我和无数"高功能"自闭症患者来说，沟通和智力是我们"面具"的重要组成部分。我从来都不能和其他孩子打成一片，但我对假大空词汇的掌握和貌似老到的观点，却能给老师留下深刻的印象。虽然我的语言能力已经高度发达，但我的社交和情感生活却没有。我总是谈论他们不感兴趣的话题，这让其他孩子很恼火。我依附于那些认为我"令人印象深刻"的成人，并将表现良好等同于成熟和令人尊重。我还吸收了许多"天才"儿童的共有想法，即一个人的智力潜力属于社会，而不是属于他们自己，他们应该感谢世界的伟大，以证明自己的古怪。在我的青春期，英语老师很喜欢我的论文，我在辩论队表现出色，但我很脆弱，对朋友冷漠而疏远，还做出各种鲁莽的个人决定（比如，入店行窃和遇到不喜欢的学科就逃课），以至于我差点被逮捕和开除。我太过看重自己的聪明和成就，以至于我在追求成功的过程中忽视了自己的身体健康。我直到25岁左右才意识到自己是自闭症患者，我基本上就像一个永远不会长大的青少年，表现得很聪明，希望得到表扬，但对个人生活管理不善，也没有与任何人建立更深层次的联系。

尼拉也有类似的经历。"当我的生活最不正常的时候，我是一名出色的销售员，"她告诉我，"我可以迷住任何一个人，前提是他们不了解我、不真正懂我、不清楚我喝了多少酒、不知道我靠谎言支撑生活。"

我们不能说：把自我毁灭隐藏在堆积如山的成就背后就是"功能欠佳"。"功能状态"的概念是建立在资本主义的逻辑和新教徒那套"工作至上"理念遗产之上的，二者都使我们相信，一个人的生产力决定了他的价值。这种世界观对残疾人的伤害最大，因为他们根本无法工作和创造价值，最有可能因此而遭到虐待、被迫进入收容所或无家可归。可悲的是，将一个人的社会价值（甚至是他们的生存权利）与他们的生产力等同起来，这是一种普遍的观点，但也是一种严重疏远和能力歧视的观点。它伤害了那些能够"玩游戏"并伪装成富有成效和尊重他人的自闭症患者。对那些不能配合的自闭症患者来说，这个游戏很快就会变得危险，甚至是致命的。

约见自闭症朋友，寻找同类归属感

诸如"自闭症自我倡导网络"（ASAN）和"自闭症对战治愈自闭症"（AACA）这样的空间，接纳自我认识的自闭症患者，因为这些社区认识到，不是每个人都有机会得到公平的诊断或负担得起评估的费用。此外，许多具有亚临床自闭症特征的人，可能与我们有共同的奋斗和目标，理应被纳入我们的行列。这包括被诊断为自闭症儿童的父母或亲属，他们意识到自己也在自闭症谱系中，还有那些患有注意缺陷多动障碍或创伤后应激障碍等"姐妹症状"的人。

我希望自闭症患者对自己的疾病身份少一些羞耻感，学会摘掉困住我们几十年的束缚性"面具"。而摘掉面具的第一步是接受真实的自己，并找到有相似经历的人。你现在就可以开始行动，无须先从评估员那里拿到一张自闭症诊断书。

如果你怀疑自己患有自闭症，我鼓励你去拜访当地的 ASAN 分会，开始阅读和观看自闭症患者在网上发表的文章和视频。了解一下他们的经历和身份有多么不同。你可能会发现，你了解得更多，就越发觉得，置身于他们中间，宾至如归的感觉油然而生。或者，你可能会发现，其他一些社区更适合你，比如 ADHD 社区，或者更大规模的"疯子尊严"系列活动。两种结果都很好。即使你得出结论说你不是自闭症患者，你的自我探索也意味着你已经了解了一个需要更多理解的盟友群体。

当我第一次为自己探索自闭症身份时，我查看了自闭症创作者和活动家的视频，他们向我展示了自闭症患者在个性和兴趣方面的多样性。我读的和听的自闭症的声音越多，就越觉得，自闭症不是一种诅咒。我对自己自闭症特征的羞耻感开始消退，取而代之的是我对自己身份的自豪感。

我一旦鼓起勇气说我与自闭症患者的经历产生了共鸣，我就会努力与我的自闭症朋友见面。我在当地一个由小提莫修斯·戈登管理的组织"AACA"中认识了一些人。我还参加了当地一个性别酷儿支持小组，那里近一半的参与者都具备神经多样性的特征。我在网上的自闭症支持小组上发帖，并通过这些方式认识了像我这样的人。最终，这些与自闭症自我倡导世界的联系，对我的帮助远远超过了心理学机构。让我的残疾得到官方认可是一件充满挑战和官僚主义的事情，而且最终感觉非常空洞和毫无意义，就像让我的性别得到法律认可一样。早在任何专业人士认可之前，我就患有自闭症，就像早在国家认可之前，我就是跨性别者。然而，没有什么比找到我的"同类"并看到我们没有任何问题的确凿证据，更能帮助我接受自己并摘下自闭症面具了。

如果你怀疑自己可能患有自闭症，我希望你能为自己寻找类似的空间和资源。ASAN在许多主要城市都有分会，在线自闭症团体里充满了支持他们的人，他们喜欢回答问题，分享自己的故事。在大多数社交媒体网站上，"正宗的自闭症患者"和"成年自闭症患者"等标签都充满了实用的帖子。你可能也想找一些自闭人士为自闭人士创造的工具。例如，Stimtastic等网站出售的加重毯子或烦躁玩具可能有助于缓解你的焦虑。或者像RealSocialSkills.org这样的博客上提供的"社交技能工具包"，可以帮助你在与人（无论是精神残疾者还是神经正常者）互动时建立更大的信心。尝试这些工具并不是"文化挪用"或"假装残疾"。如果对自闭症友好的资源和适应能力真的对你有所帮助，这里就会出现另一个关键信号，即你属于我们的空间，或至少与我们有很多共同点。

最终，我不能告诉你，你是否患有自闭症，我也不一定认为，这是我们必须以二元或绝对的方式讨论的事情。自闭症是一个谱系，是一条由不同的阴影和色调组成的彩虹，当这些色彩并排而立的时候，自闭症就会茁壮成长。长久以来，我们一直隐藏着自己的独特之处，害怕自己的形象支离破碎或不讨人喜欢。拥抱自闭症意味着摘下面具，找到安全的方式与世界分享我们鲜活的色彩。

在下一章中，我将解释潜伏在早期自闭症研究背后的残疾歧视、性别歧视和白种人至上主义是如何给我们中的许多人制造"面具"压力的。我将概述早期自闭症患者"戴着面具生活"的缓慢发展过程，并讨论面具的真相以及面具背后的心理过程。我将提供一些工具和练习来审视你们自己的心理面具及其出处。我们还会反思"戴面具"的心理和情感成本。在接下来的章节中，我将向你们介绍那些正在慢慢摆脱自闭症污名并摘下面具的自闭症患者，另外提供一些由自闭症教练、咨询师和活动家开发的技巧和建议。我们还将讨论一些公共政策的改变历程，这些政策将帮助自闭症患者和其他神经多样性群体获得公正的待遇。正如本书的下一部分将概述的那样，蒙面自闭症就像自闭症一样普遍。"蒙面"不仅仅是假装微笑，还影响着自闭症患者如何识别、如何着装、如何选择职业、如何缔结人际关系，甚至如何布置自己的家。当摘下面具时，他们会重新审视自己为"融洽感"所做的每一个选择，并开始构建更真实、更肯定的人生。一个对差异更加宽容的世界，对每个人来说都是一个更安全、更有营养的地方。我们今天就可以开始建立这样的世界，我们只需质疑我们曾经被迫的生活方式，选择骄傲地做自己就可以。

第三章

自闭症面具是怎样炼成的

　　克丽丝特尔没有得到诊断，也不知道这些问题的根源，所以，她不得不在整个童年时期默默地忍受着痛苦。正如她祖父所观察到的，她是一个乖巧可爱的孩子，是老师的宠儿。然而，在她笑容可掬、和蔼可亲的外表下，她面对的是持续的社交混乱和孤独。在一些课程上，如科学和数学，教学要求并不总是很明确，她就会不知所措。在学校里，她和其他女孩交往，但很少有人邀请她去家中做客，也很少有人邀请她去购物中心逛街或去溜冰场玩。她在别人面前总是低着头，在家里经常抱怨"胃痛"，还因为压力大而"发脾气"。到了中学，她无法忽视正常生活的艰辛。

　　"一旦上了中学，你就必须遵守非常复杂的课程表。还要应付所有的'转场'：铃声响起，每个人都要换教室，课后活动，忙忙忙。我不擅长变换做事的内容，这会耗费我大量的精力，我突然被迫整天都这么做。"

许多自闭症患者发现，在不同的活动之间"转场"是一项挑战。每一次改变都需要大量的、心理学家所说的"执行功能"，这是一种与计划和发起行为有关的技能。大多数自闭症患者发现，把注意力集中在一项自己喜欢的任务上会相对容易一些，而"转场"却很困难。克丽丝特尔可以一坐就是几小时，不间断地看书，但在中学时，班级调换得太频繁了，等她适应了一个新教室，开始专心听讲时，又该"搬家"了。中学阶段也过度刺激了克丽丝特尔的社交行为：她先是和15个她认识了"一辈子"的孩子共用一间教室，然后，突然要认识几十个新名字、新面孔，以及相互关联的社交动态。

如果你是一个即将进入青春期的孩子，友谊会变得更加复杂和令人担忧，对你的所有期望也是如此。大人们不像以前那么善良和温柔了。如果你花了很长时间才弄明白某件事，他们会认为你是由于青春期的原因而拖拖拉拉，而不是因为执行功能的差异。如果你在交朋友方面有问题，那是因为你是一个喜怒无常的青少年，而不是因为你不能理解神经正常者的谈话规则。对克丽丝特尔和许多蒙面自闭症患者来说，中学是很多困难真正浮出水面的时候。接着，青春期来临，你必须适应一个不断变化的陌生身体，一系列新的困扰随之而来。

克丽丝特尔当时只知道学校的铃声让她倍感压力——一切都进展得太快了。她觉得自己在以半速移动，而周围的人都是一片模糊。她很难了解自己在哪些人面前佯装了哪些兴趣爱好，以及她采用了哪些性格来赢得每个老师的欢心。她开始变得精疲力竭，她的认知和社交功能也下降得更厉害了。现在她甚至不能让自己勉强度过每一个上学的日子。她唯一想做的就是找个僻静的地方躺下，像植物人一样。那时还没有人注意到她需要帮助。所以，她开始央求妈妈批准她翘课。

"真的很难说服我妈妈让我在家里待那么久，"克丽丝特尔说，"最终，我的病假天数达到了上限，又陷入了困境。所幸的是，一旦'胃痛'，我就待在家里，这真的让我保持了神志清醒。"

对克丽丝特尔来说，假装生病是她的蒙面自闭症行为的重要组成部分。这样可以让她离开过于刺激的教室，给她一些急需的休息。她模仿班里的女同学，假装喜欢她们喜欢的东西，这也是一种蒙面自闭症行为。随着学校变得越来越有挑战性，克丽丝特尔开始用新的方式掩饰自己。比如，她假装不关心科学和数学等"男孩"科目。

"周围的女孩对化妆和时尚、约会男孩、名人八卦感兴趣，"克丽丝特尔说，"这一点我也可以玩……那种很酷很无趣的女生气质是一种盾牌，可以让我对代数中所有随机的符号感到困惑，老师没有给我解释，只是认为我自己会明白。我与其承认自己不明白这到底是怎么回事，还不如摇头晃脑地说：'这太无聊了，让我们来谈谈重要的事情，比如玛丽亚·凯莉和艾米纳姆约会。'"

克丽丝特尔已经观察到，如果她就一些神经正常者认为"显而易见"的事情寻求帮助，她就不会得到帮助。他们只会觉得她很疲惫，或者认为她问问题只是为了浪费时间。但克丽丝特尔确实不知道X在线性方程中扮演什么角色。她不明白"展示演算过程"在数学语境中是什么意思，所以她会写很长的文字来解释她的思维过程，并准确地描述她按下了计算器上的哪个按钮。她的老师认为这是一种人身侮辱，并为此给克丽丝特尔记了一过。她在学校大厅里一直哭，她很困惑，为什么她"展示演算过程"的最好尝试显得有些粗鲁。

学校还制定了一些关于中学生应该如何表现的详细规定，但克丽丝特尔是在严重违反其中一条规定时才发现这些规定的。比如有一次，她穿着一件土得掉渣的扎染T恤去上学，其他女孩一直在嘲笑她。

克丽丝特尔说："我几乎要变成一个乏味的女性形象的卡通人物，来解释我为什么如此不入流。我不擅长做个正常的人，但我可以做个正宗的女孩。我的女生气质可以解释为什么我的数学那么差，为什么我那么不会和人打交道。傻白甜是女孩的代名词。"

小提莫修斯·戈登告诉我，当他还是个孩子的时候，他必须学会掩饰自己的青春期敏感，隐藏自己更怪咖气的兴趣，表现得比他内心的实际感觉更坚强、更冷静。

他说："在我的社区里，哭泣是软弱的标志，我可能会因为软弱而成为被攻击的目标，所以在很小的时候，我就不得不给人以好战的印象来掩盖悲伤，并学会了如何战斗。至于我的兴趣爱好，如社会科学、历史，以及像《口袋妖怪》这样更古怪的东西，我必须隐藏起来，因为人们认为这不够酷，是我的缺点。"

就像克丽丝特尔的案例一样，性别角色和残疾歧视共同促使小提莫修斯·戈登隐藏了他的那些神经正常的同龄人会轻视和惩罚部分。他可以强调自己更符合性别标准的兴趣，比如他对足球的热爱（所有的数据和球员琐事都需要记忆），但任何将他标记为过于敏感、古怪或不够男性化的行为都是有风险的。

然而，与克丽丝特尔不同的是，小提莫修斯·戈登作为一名蒙面自闭症患者的经历也与反黑色人种种族主义密不可分。虽然他现在拥有许多基于志同道合和怪咖气的共同兴趣的真实人际关系，但他仍然担心在世界各地走动时被不公平地看待。他不仅要担心在白种人和白种人机构中被视为软弱的"小孩"，还要担心被视为过于咄咄逼人的攻击者。

"就连我的言谈举止也喜欢直言不讳、直截了当或者实事求是。我必须戴上面具，因为我想说真话。但这关键不在于我说什么，而在于人们怎么理解。由于人们的扭曲解读，我陷入了麻烦。"

我认为，对大多数蒙面自闭症患者来说，在童年或青春期的关键时刻，他们会意识到自己是尴尬的或错误的。

他们说错了话、误解了情况，或者没有跟上一个神经正常者能听懂的笑话，他们的差异突然暴露在所有人的面前。神经正常者可能不知道他们有残疾，但前者在后者身上发现了一些与残疾有关的关键缺陷：幼稚、痛苦、自我专注、太爱生气，或者令人尴尬、让人畏缩。他们避免以这些方式被人关注到，这成为他们生活的核心动机，他们每天都要在自己身上的厚重"盔甲"及其掩盖的尴尬特征之间进行战斗。

对我来说，戴着面具生活，通常是为了不显得幼稚。当我还是个孩子的时候，我总是因为表现得像个婴儿而被人训斥，这让我羞愧难当。当我对露营时陌生食物的口感感到恶心，并全盘崩溃、号啕大哭时，有人斥责我是个挑食的孩子，还爱哭鼻子，惩罚我整个晚上坐在桌子旁，直到我吞下一些冷馄饨才罢休。当我因为平衡能力和运动控制能力差而没能在"适当"的年龄学会骑自行车时，我的父亲羞辱我，说我笨手笨脚、幼稚鲁莽（也许是因为这让他想起了自己隐藏的运动障碍）。成年后，我会在夜里抱着毛绒玩具，把百叶窗拉得很低，给卧室的门也上了双锁，担心有人路过房子或走进我的房间，我发现，抱着柔软可爱的东西给我带来了舒适，这是一个可怕的事实。

像很多自闭症患者一样，我害怕自己看起来孩子气，这种恐惧深深地伤害了我。健全的社会剥夺残疾人人性的主要方式之一就是质疑他们的成熟。"成人"应该是独立的，尽管事实上没有人是独立的。我们每天都依赖于几十个人的辛勤工作和社会情感支持。只有当你需要帮助的方式打破了你自给自足的幻想时，你才会被视为不够成熟，做人不够格。

例如，在上厕所时需要帮助，这会提醒残疾人，他们曾经也穿过纸尿裤，有一天他们可能会再次需要纸尿裤。需要有人帮扶才能上厕所的人是脆弱的，并且是依赖他人的。这一事实使非残疾人感到痛苦和排斥，他们将穿纸尿裤的人视为与自己本质上不同的人，以应对他们的不快情绪。他们说，穿纸尿裤的人永远是孩子，没有人性，没有能力，不值得同情。我自己的"孩子气"提醒了那些非自闭症患者，我们所谓的成熟，在很大程度上只是一部嬉笑滑稽的、冷漠无情的"自立儿童哑剧"，而不是一种坚不可摧的真实品质和力量。健全的人不喜欢看到我的笨拙和软弱，也不喜欢面对他们可能也有自己的敏感之处和需要帮助的事实。所以，他们表现得好像我是隐形的，或者我的孩子气的习惯是反常的。我终于明白，假装成熟是我唯一的救赎，也是确保我的人性得到认可的唯一方法。

随着年龄的增长，我矫枉过正地掩饰着自己的"幼稚"和"尴尬"，表现出一副疲惫和极度自立的样子。虽然表现的方式与小提莫修斯·戈登略有不同，但我的目标是让自己看起来总是很强硬的样子。我取笑我的朋友，经常翻白眼，表现得好像我太酷了，什么都不在乎。我抨击其他人喜欢"幼稚"的东西，如男孩乐队和动画片。我拒绝在任何人面前哭泣，并且对任何公开表达情感的人表示怨恨。我告诉自己，我再也不要像个孩子一样被人收拾了。这个承诺意味着永远不要寻求帮助。

如果你是一名蒙面自闭症患者或者怀疑自己可能是，那么你或许会回忆起像克丽丝特尔、小提莫修斯·戈登和我这样的经历。我认为研究"蒙面"的根源可以帮助你找出一些驱使你戴上面具、根深蒂固的恐惧感。你害怕看起来很蠢吗？还是害怕显得幼稚呢？当你年轻的时候，有人指责你残忍吗？你是否开始相信自己很挑剔或自私呢？

自闭症患者通常被认为是不成熟的、不聪明的、冷漠的或与外界脱节的。他们的每一个"面具"都有助于掩盖他们认为最需要抵制的自闭症刻板印象。每个面具背后都隐藏着深深的痛苦，以及一系列关于你的真实自我以及你绝不允许自己做什么的痛苦信念。因此，摘下面具在很大程度上意味着，面对自己最讨厌的品质，并努力将它们视为中性特质，甚至是某种优势。

下面这个练习可以让你思考你的面具来自哪里。我们在这里探讨的许多与自闭症相关的负面品质将在稍后的练习中再次出现，重点是重新审视你的自我概念和摘掉面具的实践。

现在，我们已经探索了自闭症到底是什么，也有机会了解到了一些蒙面自闭症患者，还反思了推动"蒙面"需求的社会和结构力量。下面，让我们深入了解蒙面自闭症背后的科学吧。

❮❮ 反思"蒙面自闭症"的需求 ❯❯

你的面具能保护你免受什么伤害?

1.试着回忆一下早年令你感到非常尴尬或羞耻的时刻。描述一下这种情况。

_____

_____

2.当你回忆起这段经历时,你有什么情绪?

_____

_____

3.勾出你喜欢的形容词,完成下面的句子:

"在那一刻,所有人都能看出,我_____"

_____像个机器人

_____不成熟

_____恶心

_____尴尬

_____无能

_____残忍

_____可怜

或者:_____

4.上面列出的哪个词和你联系在一起时,你最痛苦?

_____

_____

5.列出一些与这个词相关的行为或习惯。

_____

_____

6.完成句子：我假装 _____，这样人们就会容忍我，但在内心深处，我知道我不是这样的。

_____很独立

_____很酷

_____慷慨

_____成熟

_____温暖

_____令人印象深刻

_____有帮助

_____快乐

_____有信心

_____关怀他人

_____有条理

_____聪明

_____强大

_____有价值

或者：_____

7.完成下面的句子：

"如果我想让人们喜欢我，我就不能让他们发现我 _____。"

什么是"蒙面"行为

关于这个话题，某些心理学文献认为，蒙面自闭症包括以下两类行为：

伪装：试图隐藏或模糊化自闭症特征，以便与神经正常者"融为一体"。伪装的主要目的是避免被发现是残疾人。

补偿：使用特定的策略来"克服"与残疾有关的挑战和障碍。补偿的主要目标是维持独立和高功能的虚假表象。

当克丽丝特尔试图通过让自己变得迁就和被动而"融入"社会背景时，她是在掩饰自己的困惑和不知所措。当她研究名人八卦时，她就有话题可以和朋友们讨论，她是在弥补她相对缺乏的、神经正常者的谈话技巧。克丽丝特尔的一些"蒙面"行为是补偿和伪装的混合：假装生病可以让她隐藏自己的疲惫和超负荷（换句话说，掩盖了她的这些需求），也为她提供了神经正常的认可理由，让她得到自己需要的休息（补偿了她的疲惫）。伪装是为了掩盖一个心理残疾者的独特属性和苦苦挣扎。补偿是为了帮助你满足自己的需求而精心设计的小技巧和小欺骗，因为你不能要求你所需要的专用空间。例如，因为足球是被社会认可的体育项目，而且是有性别认同的，小提莫修斯·戈登就大肆宣扬他对足球的兴趣，这是一种补偿策略，对他很有帮助。

所有的蒙面自闭症患者都使用补偿和伪装策略来帮助自己渡过难关，以便发现具有挑战性的各种任务。例如，有些人可能会通过强迫自己不要过多谈论自己的特殊兴趣进行口头伪装，并在与朋友见面之前通过搜索朋友的Facebook帖子来进行社交补偿，这样他们就会很好地知道该聊些什么。一个人可能会咬紧牙关忍受疼痛而从不抱怨，以此掩盖他的听觉敏感，或者他们可能会佩戴不那么显眼的、微妙的降噪耳塞，以弥补听觉敏感的遗憾。

当我向神经正常者介绍"蒙面自闭症"的概念时，他们通常把它理解为一种社会过程或表现。的确，蒙面自闭症包括记忆社会规则和假装友好，但这只是他所采取的最明显的形式之一。大多数蒙面自闭症患者不得不掩盖一切，从他们的信息处理方式，到他们缺乏协调能力，到他们有限的食物偏好，再到他们需要比正常人更多的休息这一事实。蒙面即戴面具，塑造了他们工作的领域，塑造了他们的着装和举止，塑造了他们生活的地方。

许多蒙面自闭症患者选择的职业可以让他们隐藏自己的执行功能问题。或者，他们意识到自己别无选择，只能做自由职业者，因为他们无法跟上全职工作所要求的所有会议和社交活动。我最初被学术界吸引，因为我相信，在那里我可以随心所欲地穿衣服，保持自己的作息规律，行事古怪而不受后果的影响。我知道，按照公司的标准，我永远没有精力和耐心去假装自己很专业，所以我通过培养自己的技能和考证书补偿自己，让自己的头脑比外表和风度更有价值。许多在科技行业工作的自闭症患者之所以被吸引到这个领域，是因为在那里自闭症谱系特征在某种程度上是常态化的。

蒙面自闭症患者倾向于围绕自身的局限性和需求来安排自己的生活，并牺牲任何可能需要自己付出太多精力的事情。一份令人印象深刻的简历或成绩单可能会掩盖这样的事实：他们的家里乱糟糟的，他们的头发没有梳理，他们已经几个月没有和任何人进行娱乐活动了。在一些关键领域，他们可能保持高功能的状态，但这种表象要求他们让生活中的其他一切都分崩离析。

我的朋友杰西曾经这样描述他们的补偿行为:"这就像去杂货店,但只能在没人注意的时候将东西偷偷地塞进口袋里。而其他人只要通过收银台,想买多少就买多少,所以他们不明白,为什么你会觉得购物有压力。"

杰西患有注意缺陷多动障碍,但他们所描述的,当你缺乏所需的专用空间时,在看似神经正常的生活中撒谎、欺骗和偷窃是多么具有挑战性,这样形容蒙面自闭症患者的生活真是一语中的。对神经多样性者来说,日常生活对认知和情感的要求比神经正常者更高,但他们每天都必须向其他人隐瞒这一事实。为了支撑"高功能"的外表,他们用有缺陷的应对机制构建了一个混乱的、不稳定的"脚手架"。难怪我们报告的焦虑和抑郁的比例会上升。如果你只吃你自己能偷到的食物,你就会在这个世界上感到营养不良和高度警惕。

尽管戴着面具生活非常费力,并给自己带来了很多存在主义的混乱,但也得到了神经正常人群的认可和促进。戴着面具生活让自闭症患者更容易"对付"。它使他们顺从而安静,但也困住了他们。一旦你证明了自己能够默默地忍受痛苦,神经正常人群就会认为你永远都能这样做,无论代价如何。但是,这让表现良好的自闭症患者陷入了真正的双重困境,迫使他们中的许多人保持蒙面的时间比我们想要的更长久(更普遍)。

"举止得体"的双重约束

精神病学家和心理学家总是通过残疾如何影响神经正常者来定义自闭症。一个更"严重"的自闭症患者,并不一定是经历更多内心痛苦的人,而是以一种更具破坏性的、令人讨厌的或令人不安的方式遭受痛苦的人。那些表现出最大麻烦的自闭症儿童是最有可能被转诊的，而那些能够隐藏自己的困难的孩子只会得到暂时的认可，但却有可能永远不会被理解或同情。

研究人员扎伯劳茨盖（Zablotsky）、布拉姆利特（Bramlett）和布隆伯格（Blumberg）着手了解父母如何看待他们自闭症孩子症状的"严重程度"。他们调查了近1000个养育自闭症儿童的家庭，并测量了孩子们自闭症症状的严重程度。研究人员发现，父母并没有准确地感知到孩子的痛苦程度。相反，父母对自闭症"严重程度"的评级是基于孩子的行为对他们的困扰程度，以及需要他们投入大量时间和注意力的程度。许多被父母描述为"高功能"的孩子正在安静地应对使人衰弱的感觉疼痛，或者在学业或社交方面明显落后。这延续到人们对自闭症成人的看法，以及神经检测机构对他们表现"正常"的期望。

这种让自闭症患者顺从和不受干扰的愿望，在很大程度上解释了为什么儿童自闭症的主流疗法是应用行为分析疗法（ABA）。ABA的重点是训练自闭症儿童假装出典型的神经人格。这是一种行为疗法，不是认知疗法或情感疗法。只要自闭症儿童的外在行为发生改变，变得不那么"具有破坏性"或更"正常"，ABA治疗师就不会在意孩子的基本智力问题。

ABA治疗师训练儿童使用奖励和惩罚系统来掩饰他们的自闭症特征。ABA患者会因为没有眼神交流，或者过多地谈论自己的特殊兴趣而被人把水喷在脸上（或者把醋喷在舌头上）。如果一个孩子有重复短语、咀嚼手指或拍打手的行为，他就会受到惩罚，但他们发现抑制这些冲动很痛苦。ABA患者也被迫采用补偿策略。他们必须一动不动地坐上几小时，直到他们鹦鹉学舌地说出正确的对话脚本，并且，在提供"足够"的眼神交流之前，他们不被允许站起来玩耍。他们可能要一遍又一遍地重复像"请"和"谢谢"这样的谈话细节，直到他们找到正确的语气，或者他们必须反复站起和坐下，而治疗师会像对待训练有素的狗一样对他们打响指。当自闭症儿童付诸行动或要求关注时，ABA治疗师应该退出，离开房间或忽视他们的痛苦。这会教导自闭症儿童不要指望外界的帮助。

ABA治疗师也用电刑来惩罚孩子。美国食品药品监督管理局（FDA）在2020年曾短暂禁止ABA治疗中使用的电击装置，之后于2021年恢复。如今，行为分析协会（Association for Behavior Analysis）仍然口头上支持使用这种"厌恶"手段来阻止明显的自闭症行为。2012年，一名受过ABA培训的特殊教育老师受到了抨击，因为她在年幼学生的蜡笔上涂抹辣酱，以阻止他们咀嚼蜡笔。那起案件并不是偶然的暴力行为，它反映了ABA的核心理念。ABA的创始人奥利·伊瓦尔·洛瓦思（Ole Ivar Lovaas）过去常常给孩子们发糖果，以强迫他们拥抱和亲吻治疗师。

在儿童时期接受ABA治疗的自闭症成人中，有46%的人报告说，由于这种经历，他们患上了创伤后应激障碍（PTSD）。许多人甚至会因为说出他们感兴趣的科目而感到深深的羞愧，因为他们会因为有特殊的兴趣而受到惩罚。有些人无法欣赏坐立不安或刺激带来的情感和心理上的好处，因为"你的手能安分点吗"的理念被深深地灌输给了他们。许多人不知道如何拒绝不合理的要求，以及如何表达愤怒或恐惧等情绪。一位前ABA治疗师在一个匿名博客上承认，她担心她会把她的患者训练得容易被操纵和被虐待。

"你会因为被当作马戏团的动物对待而不高兴吗？这不关我的事，孩子，"她写道，"我是来用糖果引诱你，操纵你按我的吩咐去做事，什么都不要问。这会让你在以后的生活中成为性侵犯者、虐待者、照顾者和伴侣的绝佳猎物。"

无论自闭症患者对ABA有多么厌恶，自闭症儿童的父母和老师都倾向于喜欢该疗法，研究普遍认为这是"有效疗法"。因为该疗法的效果是基于神经正常者的注视，而不是自闭症儿童的感受。ABA确实教自闭症儿童安静下来，少一些烦人和"怪异"。问题是，这是通过训练他们恨自己和服从所有的成人实现的。这类似于通过询问抑郁症患者的老板"该患者表现如何"评估抑郁症治疗的"有效性"，而不是与抑郁症患者本人进行沟通。可悲的是，这会优先考虑神经正常的老板（教师和家长）的舒适和方便，所以，ABA仍然是大多数保险计划将涵盖的唯一的自闭症"循证"疗法。"举止得体"比心理健康更重要。

对许多自闭症儿童来说，学会掩盖自己的痛苦往往是一种主要的生存策略。对蒙面自闭症儿童来说，这并非来自ABA疗法中的技巧，而是日常生活中的必备技能。我没有体验过ABA疗法，但朋友的父母确实因为我在座位上尴尬地扭动而对我大喊大叫。没有人强迫我排练"神经正常"的对话脚本，但是，当我用不合时宜的大声说话或引用电影桥段来表达我的感受时，其他小孩就会笑着离开我。女童子军团长多年来一直在整个团队面前羞辱我，因为我总是把膝盖压在胸前坐着。我的身体备受压力，渴望蜷缩成"石像鬼"的姿势坐着（许多自闭症患者喜欢这种坐姿），但团长觉得这太让人恼火了，每次我这样坐着，她都忍不住在整个团队面前斥责我。

自闭症教育者和社会公平顾问克里斯蒂安娜·欧贝萨姆纳（ChrisTiana ObeySumner）写过一段关于她的自闭症特征在女童子军中被公开羞辱的可怕的类似经历。

她写道："我的一项刺激活动是吮吸拇指，然后把前臂放在脸上，一边闻自己的自然气味，一边感受柔软的毛发拂过我的鼻子。在我七八岁的时候，出于某种原因，这惹恼了我的童子军团长。她把其他孩子都叫过来围着我骂。"

每个蒙面自闭症患者都有类似的经历。大多数蒙面自闭症患者都避开了ABA疗法这颗巨大的心理子弹，但他们仍然收到无休止的条件反射，说他们未经过滤的自我太令人讨厌、太不寻常、太尴尬、太不符合常规、太冷漠，无法获得融洽感。他们也见证了其他不符合规范的身体和思想是如何被对待的。当整个世界都因为你喜欢"幼稚"的事情、你有奇怪的习惯或者你只是让人恼火而羞辱你时，你无需ABA来教你服从。你身边的每个人都已经在这么做了。

我仍然记得，我第一次有意识地把自己和一个更"典型"的自闭症患者作比较，并意识到我需要隐藏真正的自己。那是在中学，我坐在大提琴区，离克里斯只有几英尺[⊖]远，他是一个打击乐手。我和克里斯上了同样的特殊教育体育课，我之所以在那里，是因为我的肢体不协调，反应异常缓慢，我的肌肉异常虚弱，但没有人知道这是由自闭症引起的。而克里斯在很小的时候就被确诊为自闭症患者了。

克里斯既聪明又健谈。他喜欢和人们分享第二次世界大战的

___

⊖　1英尺=0.3048米。

琐事。他会在课堂上问一些不知道从哪里冒出来的问题，有时会不由自主地做一个手臂僵硬的手势来刺激别人，因为他对第二次世界大战的痴迷，人们把他的动作解读为"向纳粹致敬"。孩子们嘲笑他，老师们对他屈尊俯就，学校管理人员认为他的运动控制能力差。他是我认识的第一个自闭症患者，他受到的对待对我很有启发。

那天在管弦乐课上，我已经很紧张了，因为每个人都很吵。打击乐手挥舞着鼓槌，中提琴手在闲聊和欢笑，小提琴手在调音，空气中充斥着尖锐且尖利的笛声。我把双臂紧紧地交叉在胸前，脸上装出一副愤怒的表情。自闭症气候活动家格蕾塔·桑伯格（Greta Thunberg）现在以做鬼脸且有点恼火的表情而闻名，这与我过去对嘈杂的噪声和社会混乱的反应非常相似。我已经开始培养一个脾气暴躁的哥特人形象，以保护自己不显得软弱。我的"面具"掩盖了我的不知所措，我只是告诉其他人离我远点儿。

克里斯无法借鉴我的表现，管弦乐队房间里的嘈杂声使他心烦意乱，他无法掩饰这一点。他很紧张，而且明显很激动，当场就上下猛击音乐架，试图发泄内心的焦虑。人们嘲笑他的不安，并试图通过问他一些他们知道他不会理解的问题激怒他。

"嘿，克里斯，"一个年龄大一点的男孩喊道，"你是吐出还是吞下？"

克里斯不停地上下猛击音乐架，他抬头望向天空，沉思着，"我想我又吐出又吞下，"他真诚地回答，没有领会其中的性暗示。他把它理解为一个字面上的问题，即他是否吐出或吞下。人们咯咯地笑着，把目光移开了。克里斯的整个身体都很紧张，他知道自己踩到了大孩子们埋下的谈话地雷。

然后一些搞恶作剧的人拉响了火警警报，本来就很吵的房间里充满了叮当作响的铃声和孩子们的叫喊。大家都朝门口走去，一片笑声和混乱。我因此感到恶心和愤怒，但我能够隐藏我的抽搐和愤怒。而克里斯却毫不掩饰地走出了房间。学校管理人员发现他在外面的跑道上转圈圈，急匆匆地跑着，还喘着粗气。透过窗户，我们看到大人们试图让他放心，没有火灾，他很安全。但困扰他的不是大火，而是噪声，还有人群。他们花了一小时，才把克里斯哄回屋里。

虽然学校里的每个人都知道克里斯有心理障碍，但他们对他的行为缺乏耐心。管理人员咕哝着，试图让他冷静下来。我和同学们开玩笑，而他却尴尬地在跑道上转着圈。我们都认为他幼稚得无可救药，令人难堪。我在克里斯身上发现了我那被深深埋在心底的、令人厌恶的一面，为此我恨他。我以为我比克里斯强。我可以"保持冷静"。我感到骄傲的是，没有人会发现我的紧张和虚弱。我记得，我对克里斯既厌恶又着迷。在那之后的每一节管弦课上，我的注意力都集中在他身上，我在他身上把我需要隐藏的每一个特质都挑出来。我开始把自己更彻底地包裹在一种冷漠和愤怒的伪装中。

戴面具就是矫枉过正

对许多蒙面自闭症患者来说，掩盖一种社会上不受欢迎的品质的最好方法就是反弹到完全相反的方向，并对任何神经正常者和机构教我们讨厌自己的东西进行过度纠正。例如，如果一个自闭症患者小时候因为需要支持和关注而被嘲笑，他可能会伪装成极度独立和情感回避型的人。又如，一个反复被告知自私和呆板的自闭症患者可能反而会戴上乐于助人的面具，成为一个强迫性的摇尾乞怜者或老师的宠儿。他们内在化了生活在其中的残疾人社会的许多价值观，并将这些价值观投射到其他残疾人身上，也投射到自己身上。

克里斯的那次事件之后，我竭尽全力地隐藏自己身上所有可能暴露心理残疾的东西。我避免表现出热情或强烈的情绪，因为我害怕显得"忸怩"和不成熟。我闭口不谈我对果蝠和电子游戏的痴迷。在公共场合，我戴着耳机和太阳镜，不看任何人的脸。我的机智给老师们留下了深刻的印象，我赢得了辩论赛的奖杯，获得了基于成绩的奖学金，这些让我觉得自己比其他人更好，而我的智商是我孤独的真正原因。我表现出了如此强烈的社交攻击性，以至于没有人想要挑战我。在那个时候的家庭录像中，我嘲笑我的朋友，责备他们表现出的兴奋或天真。这是一种残酷的行为，只会让我更难去爱，但我表现得很完美。直到像许多蒙面自闭症患者一样，我终于意识到面具从我身上夺走的远远多于它给予我的，如果我想活下去，我就需要摘掉面具。

在表3-1中，我列出了大众对自闭症患者的一些最常见的负面刻板印象，以及通常用来掩饰和过度补偿他们的相反品质。当你通读这个列表时，你可以反思一下自己小时候曾被鼓励的品质，以及你最不想避免的品质。我还列出了与每种蒙面策略相关的一些常见行为，并留出了一些空白，以便大家填写自己的示例。你可能想要重新审视你对本章开篇练习的反应，以帮助你反思哪些需求和恐惧塑造了你自己不得不掩盖的需求。

表3-1　蒙面自闭症患者的常见行为及蒙面策略

有人教导我说，这样不好：	所以，我不得不假装：	我是这样做的：（在空白处填写你自己的行为）
狂傲	谦卑	假装不知道问题的答案 当别人说假话时保持沉默 用"如果这有意义"或"也许"这样的短语来缓和自己的语气，让自己听起来不那么确定
冷漠无情	热情友好	无论感觉如何，都要面带微笑 询问别人的感受，不要谈论自己 在别人难过的时候照顾他们
烦人又吵闹	随和又安静	只在私下流露强烈的情绪 自己解决问题 不要对任何事情"过于兴奋"，包括好事
幼稚	成熟	作为成人和权威人士的知己 以一种克制的、"适当的"方式行事 表现得像"老师的宠儿"或"学者型儿童"，与同龄人保持距离
尴尬	镇定	退出任何自己不擅长的活动 假装冷漠、漠不关心 在脑海中排练虚假的对话，这样自己就可以毫不费力地与人交谈
无知，可怜	独立	点头或大笑，即使我不知道发生了什么 培养独特的、私人的习惯和"技巧"，使我的生活井井有条 确保我的生活貌似"井然有序"，尽管以牺牲健康或幸福为代价
敏感	强烈	没有表达自己的需求 每当我想哭或想表达愤怒时，都会感到羞愧 与我所感受到的每一种"破坏性"情绪进行内心斗争

（续）

有人教导我说，这样不好：	所以，我不得不假装：	我是这样做的：（在空白处填写你自己的行为）
懦弱	强硬	嘲笑或攻击他人 认为自己高人一等 对任何社会认为女性化、柔弱或温柔的东西表示厌恶
古怪	正常	以系统分析的方式研究别人喜欢什么 模仿人物或角色的言谈举止、着装风格、语调等 嘲笑那些比我更"古怪"的人

采用这样的策略会产生巨大的心理后果，远远超出我们已经讨论过的焦虑、抑郁和倦怠。许多自闭症患者为了维持他们的面具和弥补他们所面临的挑战而求助于一系列破坏性和强迫性的应对机制，包括滥用药物、限制能量的摄入、过度运动、情感上的相互依赖，甚至加入邪教。我认为，如果他们真的想面对面具在他们生活中所扮演的角色，并努力摆脱它，重要的是，他们要正视戴面具的掩饰行为是多么不可持续和代价高昂的。为了看起来"正常"，他们已经牺牲了很多幸福和个性的东西。在下一章中，我将回顾这些研究，说明那样做的危害，并分享一些自闭症成人的故事，他们已经开始质疑自己为补偿和伪装所付出的所有努力是否真的值得。

第四章
戴着面具生活的代价

"我很确定我的父亲患有自闭症，"托马斯告诉我，"我认为他吸烟是一种磨钝世界棱角的方式。"

托马斯是一名程序员，几年前他被诊断为自闭症患者。在那之前的大部分时间里，他依赖酒精，就像他的父亲依赖香烟一样。酗酒是他在这个世界上唯一能感到舒适的方式。

"当我十几岁的时候，我发现，喝几杯酒可以让我对自己产生不同的看法。我有了更多的自信，更有社交成就感。更重要的是，它磨钝了现实的锋利棱角，让我可以身处一个拥挤嘈杂的地方。因为我真的无法让自己在没有酒精的情况下那样做。"

对神经正常者来说，托马斯经常看起来像一个"高功能"的人。但在表面之下，总有巨大的动荡在酝酿。在大学里，他的平均绩点几乎达到4.0，然后突然辍学，因为他无法处理在学校的社交问题。几年后，他找到了一份好工作，每周可以工作60小时，但他却经常偷偷喝酒，还带着宿醉来上班。他有个伴侣，但他们很少说话。他的家庭生活一团糟。尽管经历了这一切，他仍然坚信酒精是唯一能让他保持理智的东西。没有酒精他就睡不着，他迫切地需要酒精来帮自己伪装成神经正常者，以支撑他原本难以为继的生活。很快，他的生活开始崩溃，他被迫最终面对他（和他的父亲）总是依靠药物来维持生活的原因。

研究表明，蒙面自闭症患者往往患有强烈的社交焦虑，他们中的一些人学会了用药物或酒精来进行自我治疗。他们也可能会求助于一些物质来帮助他们减轻感觉统合失调，或者帮助他们假装更自信。在美国，酒精和其他镇静剂也是一种吸引人且得到社会认可的放松方式，因为每天都充满压力，人们一直在思考自己的每一个举动将如何被其他人接受。

蒙面自闭症患者依靠各种有缺陷的策略来放松，并减缓自己最具破坏性的行为，或者驱使自己符合神经正常的标准。有些自闭症患者被迫锻炼身体或限制能量的摄入，让紧张不安和不守规矩的身体平静下来，或者收缩成更舒适的体型。有些自闭症患者自残，是为了调节自己的焦虑或感觉压力。还有些自闭症患者变得极其孤独，他们寻求"高控制"团体和邪教的认可，或者发现自己陷入了无法逃脱的虐待型家庭关系中。甚至许多心理健康专家都没有意识到这些障碍和自我毁灭行为与自闭症是高度相关的。"自闭症患者是孤僻的失败者，整天坐在家里的电脑前"，这种刻板印象根深蒂固，它使许多自闭症患者无法认识自己，也无法理解自己挣扎的根源。许多蒙面自闭症患者很难意识到，作为一种爱酗酒、爱聚会的动物，他们经常被虐待的关系淹没，这可能是他们正在与一种未被识别的心理障碍作斗争的迹象。当他们以这些方式进行补偿时，他们常常认为，这是因为他们是心灵有毒的、意志薄弱的人。

表4-1列出了一些不良的应对策略，研究表明，蒙面自闭症患者会求助于这些策略。我列出了一些要点，解释了他们往往会这样做的原因。

表4-1　蒙面自闭症患者的不良应对策略

蒙面行为的 支撑力量	蒙面自闭症患者为什么要采用不良的应对策略
酗酒和药物滥用问题	降低感官敏感度 在令人生畏的社交场合提供"酒胆" 放松压抑和过滤 提供能量来面对一个过于苛刻的世界 刺激感官 使人焦虑或心事重重的 抑制内心的自我评判
饮食失调行为	将生活建立在日常目标和仪式上 通过饥饿、锻炼、排便等提供身体刺激 通过关注身体分散社会斗争的注意力 根据行为或外表定义"善良"和"值得" 给自闭症患者一种自我控制或自律的感觉 解释性别焦虑或身体分离的感觉
超脱与分裂	先疏远，以防止被拒绝 减弱痛苦的情绪，如悲痛、哀伤和遗憾 让自闭症患者只专注于自己天生"擅长"的事情 消除学习具有挑战性的情感技巧或社交技能的压力 平息别人觉得烦恼的需求和情绪 保存有限的能量
遵守严格的规则和信仰体系	让令人困惑的现实变得更容易理解和具体化 将模糊的社会规范转化为具体的期望 创建一个自闭症患者可以归属的内部团体 提供日常结构和舒缓的仪式 缓解自我怀疑和成为"坏人"的恐惧感 承诺从现在这个不公正的世界中将其拯救出来

（续）

蒙面行为的 支撑力量	蒙面自闭症患者为什么要采用不良的应对策略
"摇尾乞怜" 和取悦他人的 强迫性行为	赢得自闭症患者的赞扬 提供接纳他人的虚假承诺 简化复杂的关系动态 将社交互动扁平化为一条简单的规则：总是说"是" 让自闭症患者相信他们应该忽略自己的感受和需求 将冲突最小化，并减少愤怒

当你浏览这个行为列表时，请记住，"好的"应对策略和"坏的"应对策略之间的界限通常是模糊的，为了生存而使用不完美的策略并不可耻。一种方法可能在一段时间内相当无害，比如，和朋友出去之前喝一杯啤酒；有时可能会变成更为强迫性的行为，比如，在工作时偷偷喝酒。或者，饮酒可能只在压力大的时候才会成为一个问题。当你处于崩溃的边缘时，过度锻炼既是一种让自己冷静下来的有效方法，也是一种损害你关节的强迫性习惯。这些东西不是二元的。有时我们被环境所迫，忽略了我们的身心健康，因为维持我们的工作或住房状况是最紧迫的事情。当我们对自己的残疾缺乏清晰的认识，而周围没有人认识到我们有残疾时，我们就会尽力而为。在本章中，我们将遇到各种各样的蒙面自闭症患者，他们使用了精心设计的、有时是有缺陷的策略来维持他们的面具。他们通过过度锻炼或酗酒获得社会认可。他们中的一些人多年来疏远他人，或者在反动团体中寻求归属感。这些人已经认识到，面具虽然保护了他们免受社会排斥，但也阻碍了他们过上真实、幸福的生活。他们也开始重新审视自己的应对机制，目的是确定他们未被满足的需求，而这些需求可以通过更适当的残障设施满足，无须自我毁灭和自我否认。

酗酒和药物滥用问题

随着年龄的增长，托马斯越来越依赖酒精"保持理智"，他的生活开始变得松散起来。他对他的伴侣产生了怨恨，两人正在考虑分手。大约在同一时间，托马斯辞去了工作，企图自杀。后来，他为了另一份工作远走他乡，但很快又辞职了。他一直幻想着死亡，认为这是他摆脱完全失控的生活的唯一途径。在此期间，托马斯找过治疗师就诊，他们诊断他患有双相情感障碍和边缘型人格障碍，因为他的人际关系不稳定，他的情绪有时会爆发，此外，他还经历了长时间的抑郁。他一直想戒酒，但就是没有成功。

他说："毫不夸张地说，我花了6个月的时间，才（从酗酒者互助协会）赚到我的第一枚'30天硬币'。即便如此，我还是很不开心。在那个疯狂的夏天，我故态复萌，策划自己的死亡，我的前任帮我联系了一位新的治疗师。"

托马斯的前任是一名社会工作者，他最近在一次会议上参加了一个关于自闭症谱系障碍的小组讨论。一位嘉宾对自闭症的描述让他很震惊，因为他和托马斯在一起的经历就是这样的。原来这位嘉宾是一名心理医生，于是，托马斯的前任让托马斯和这位心理医生取得了联系。后者确实非常了解自闭症和酗酒的共存，最终，他帮助托马斯在戒瘾方面取得了进展。

托马斯解释说："我发现自己一生中都有严重的社交焦虑和感觉统合失调，我一直在用酒精来麻痹这些病症。"

自闭症患者最常见和最微妙的虚弱体验之一就是感觉自己被击垮了。我曾描述，自闭症患者的感觉统合失调问题具有"自下而上"的特点，这会导致我们受到过度刺激，很容易被环境中的噪声和视觉混乱等事物分散注意力。自闭症还有一个额外的神经学特征，即在很大程度上导致了我们的感觉统合失调和崩溃，而随着时间的推移，我们会难以适应刺激。

神经正常者的大脑会参与感官适应和习惯化，声音、气味、纹理或视觉提示的时间越长，大脑就越能学会忽略这些因素，让它们逐渐与背景融为一体。神经正常者的神经元被提示的时间越长，大脑被激活的可能性就越小。自闭症患者的情况正好相反：我们在刺激物周围待的时间越长，就越可能陷入困扰。正如我已经提过的那样，我们的神经元也是"过度兴奋的"，这意味着我们的感官更容易被神经正常者甚至没有注意到的小信号输入激发。比如，一根头发落在了我们的脸上，或者一堆邮件留在了我们的桌子上。我们更善于注意到环境中的小细节和小变化，这对于细致的工作（如托马斯的职业编程）来说，是一个真正的优势，但我们也更容易受到惊吓或分心。

当自闭症患者的周围长时间充斥着令人沮丧的感官信息时，他们就会进入一种感官超载的状态。自闭症患者的感官超载可以表现为发脾气或大哭，可以表现为罢工或崩溃，也可以表现为困惑，以常规或荒谬的方式回答问题。感官超载使人难以完成复杂的任务、理性思考或管理情绪。当心理负担过重时，自闭症患者就会变得易怒，或者充满绝望；他们甚至可能开始自残，以获得内啡肽或自我克制。

他们的身体明显因焦虑而紧张，在这些时候，他们很难与之相处。非自闭症患者通常没有意识到，自闭症患者会体验到强烈的感官输入，就像是身体上的痛苦一样。

遗憾的是，当自闭症患者抱怨自己感觉痛苦时，人们会以为他们过于戏剧化、继续感情支持，甚至是彻底"疯了"。我无法完全表达为男友无法听到的持续噪声而深感沮丧的心情。当我发现自己焦虑地在房子里走来走去，用扫帚敲打地板，还命令邻居把音乐关小的时候，我觉得自己"疯了"。我的伴侣知道这不是我瞎编的困扰，他尽量做到通融和忍耐。但在我生命的大部分时间里，人们对我的感官抱怨毫不同情。他们表现得好像我每天都选择分心和愤怒。为了应对感官超载，我大喊大叫、抽抽搭搭，我需要有人抱着我；我试过猛打枕头、用梳子敲打自己的胳膊和腿、逃离人群，甚至撞击自己的头。这些动作基本不被社会接纳，所以，通常我只敢在私下里这么做。近年来，我学会了如何在崩溃发生之前就进行预防，给自己很多安静的独处时间，在压力让我感到焦虑之前就把自己从压力中解脱出来。当我感觉我在压抑那些我感觉不该说出来的沮丧心情时，我知道，我需要中止这个话题了。然而，一旦精神崩溃真的来袭，我能做的就很少了，要么逃离当下，要么为我的一切能量找到一个出口。喝酒真的是神经正常者唯一可能尊重的、释放压力的"阀门"，只要你把它当作一种有趣的习惯，而不是一种强迫，就可以。

许多自闭症成人报告不良的酗酒习惯或药物滥用障碍。感官敏感度的钝化是造成该结果的关键原因之一。另一个原因是，药物可以协助他们进行社会调节。当你习惯了一直小心翼翼地监控和调整自己的行为时，一杯烈酒可以帮助你放松警惕，暂时松懈下来。当人们喝酒时，社会规范就放松了。即便是非自闭症患者，喝醉了也会滔滔不绝，还会互相打断对方说话！如果你在聚会上说了一些奇怪的话，喝醉的人可能会忘记这件事。你和其他醉酒的人在一起非常轻松，这本身就是醉人的。遗憾的是，依赖药物来体验放松或关系亲密的感觉，可能很快就会自我毁灭。

　　网飞公司2020年出品的电视剧《女王的开局》描绘了天才美少女贝丝·哈蒙（Beth Harmon）的生活，她是一位虚构的象棋神童，生活在20世纪中期。贝丝患有严重的自闭症。她性格直率，善于分析，很少考虑别人的情绪。她以一种冷酷的、近乎爬行动物的凝视面对对手，以一种痴迷的、单调的语调喋喋不休地说出国际象棋的伎俩和走法，这是许多自闭症患者一眼就能识别的东西。她对镇静剂上瘾，还酗酒。与大多数电视上的自闭症角色不同，贝丝不仅是一个超级有能力的怪咖，还是一个狂野、自由的人，强迫性地使用酒精、入店行窃和性活动来保持自己的兴奋。她的自我毁灭习惯也是她的"面具"的一部分，她表现得很酷、很狂野，让那些大男子主义的男性竞争者和肤浅的同学们放下了武器。

　　我从来没有像贝丝那样喜欢自闭症角色。和她一样（也和托马斯一样），我在青少年时期和刚成年的时候不断地取得成就，同时却毁掉了自己的个人生活。在上高中时，我有时会在白天喝醉，在高中校园的停车场，我往自己的佳得乐饮料里加伏特加酒，以赢得朋友们的认可。我逃课，伪造早退文件，以逃离管弦乐队，还经常在商店行窃。有一次，我差点被开除，但一眨眼的工夫，那个富有同情心的学校管理人员就把我的开除文件"弄丢了"，我幸免于难。

　　我的不良行为并没有给我带来太多麻烦，因为我的成绩都是A，而且我是全国排名靠前的辩论队选手。我就在这种漫不经心的、聪明但自我毁灭的状态中度过了20多个年头。在成年初期，我陷入了许多混乱的、破坏性的关系，并因尼古丁、厌食症和随性勾搭而自我伤害。这些都是我在中学时就开始戴着的、疲惫的、"成熟的"面具的一部分。我想，如果我在理论上表现出色，过着酷炫的生活，就没有人会说我"幼稚"或"可悲"。如果我在心理治疗期间把意大利苦杏仁酒倒进咖啡里，以此掩盖我的感觉统合失调，没有人会指责我太敏感。我从来没有酒瘾（我太容易呕吐了），但如果不是这样，我可能很容易走上和托马斯一样的道路。

最终，贝丝·哈蒙的饮酒从迷人变成了可怕。她利用一些最亲密的男性朋友发生亲密关系，然后又把他们打发走；她疏远了整个支持网络，因为宿醉搞砸了几场关键的国际象棋比赛。她在脏兮兮的家里酗酒，一边在眼睛上乱涂眼影，一边举着酒瓶给自己灌酒。聚会和自我毁灭曾经是她的社交支柱，现在却从她的身上消失了，就像托马斯和我一样。然而，与我们不同的是，贝丝虚构的恶性循环并没有导致寻求治疗或得出自闭症诊断。她是一个生活在20世纪50年代的、美丽成功但不快乐的女人。没有人知道她的"麻烦"是什么。

你要了解自己一直试图通过服药满足的身体、感官、情感或心理需求，这样可以帮助你确定其他更有益的应对策略。发表在《成年自闭症》（Autism in Adulthood）杂志上的一项对500多名自闭症成人的调查发现，酗酒最常见的原因就是为了社交和增强积极的情绪。酗酒和滥用药物可以非常有效地掩盖自闭症，因为大多数人仍然认为自闭症患者是喜欢待在家里的、沉默寡言的怪人。如果你很长一段时间都没有意识到自己的心理障碍，或者一直否认自己的残疾，那么你可能会用酗酒来掩盖自己的痛苦或带给自己社交的能量。例如，你可能认为，没有药物的帮助，你就不可能变得妙趣横生。作为一个蒙面自闭症患者（或其他病源），如果你遭受了与虐待有关的创伤，那么你可能会使用药物来治疗自己的创伤后应激障碍。

研究表明，当一种药物滥用障碍与其他精神健康状况（如创伤后应激障碍或抑郁症）共同发生时，大多数患者更喜欢并受益于同时解决多重连锁问题的综合疗法。自闭症不是一种需要治疗的疾病，但大多数自闭症患者确实存在精神健康问题，这与生活在一个不认可自闭症的、神经正常者的世界有关。对于确实有药物成瘾的自闭症患者来说，探索一个综合治疗方案可能是一个好选择。

如果你怀疑自己对酒精上瘾，请务必确定一下适合你的神经类型的治疗方法，或者找一个有自闭症经验的心理健康医生。由于越来越多的研究表明，认知行为疗法（CBT）对自闭症患者的效果不如对神经正常者的效果好，基于CBT的成瘾治疗方法可能不是合适的选择——至少不经过修改是不合适的。确实，2019年发表的一项探索性临床研究发现，当心理健康医生被教导如何与自闭症患者有效沟通（这是大多数心理健康医生缺乏的技能）时，他们提供的认知行为疗法确实帮助了自闭症成人治疗其药物滥用障碍。

遗憾的是，大多数护理人员并不了解自闭症患者是如何思考和交流的，而且很少有发表的研究表明，哪种成瘾治疗方案对成年自闭症患者始终有效。许多帮助自闭症成人的有效治疗计划不仅要确保他们的医疗保健、住房和其他物质需求得到满足，还要确保他们与支持他们的人建立联系。通常，CBT治疗师劝导患者去认为这种恐惧是非理性的（如果我说错了话，就会丢掉工作，然后流落街头）。对自闭症患者来说，这种恐惧是完全合理的，根植于真实的经历。

在托马斯的例子中，减少饮酒暴露了潜藏在他内心的敏感和焦虑。他很快就明白，他无法维持一份高压力、高刺激的工作，因为这份工作更有可能让他喝酒。如今，他用降噪耳机来控制自己的感觉统合失调，他强迫自己定期休息，远离繁忙、嘈杂的环境。他在家里工作，并学会识别自己何时因焦虑或噪声而不堪重负。他现在不太需要掩饰自己的自闭症特征了，因此也就不那么想喝酒了。他现在已经完全戒酒好几年了。

对许多自闭症患者来说，要想调谐一段令人担忧的人际关系，可能需要展示明显的自闭症状，也许这是一个非常缓慢的过程。杰西·梅多斯（Jesse Meadows）在其文章《酒精：自闭症面具之一？》（*Alcohol: An Autistic Masking Tool?*）中这样描述自闭症患者摘下面具和保持清醒的关系：

"我通过喝酒交朋友。酒精给了我约会、冒险和性生活。没有它，一切都变得更加困难，甚至有些事情根本做不到。我已经不怎么出门了。在很多方面，当我清醒的时候，我变得更自闭了。"

有时，从另一面来看待某件事，反而觉得很合理。有时，为了清醒，你必须愿意变得更自闭。

饮食失调行为

多里安·布里奇斯（Dorian Bridges）是一名恐怖作家和YouTube用户，他的"药草和祭坛"（Herbs and Altars）频道讨论了21世纪初的另类时尚和文化、饮食失调和酗酒成瘾的康复历程，以及自闭症和阿斯伯格综合征群体的心理问题。21世纪初，多里安是一名未被确诊的阿斯伯格综合征青少年，在社会上和学校里都过得很痛苦。多里安在一个特别感人的视频中描述了没有诊断自闭症的成长过程如何从根本上改变了他们的生活。

"很小的时候我就知道，我总是觉得自己的生活比别人艰难，"他说，"但从来没有任何理由。总是因为你太懒，你就是太懒了。"

多里安说，他们有很多明显的阿斯伯格综合征特征。在家庭聚会上，他们专心读书，独自坐在角落里。他们说话就像"背词典"，在智商测试中表现出色，但发现每天的功课很难跟得上。但就像许多其他蒙面自闭症患者一样，他们被视为"娘娘腔"，被认为有天赋，有点奇怪，而不是残疾。

"我的父母被告知：你的孩子没有任何问题……你的孩子会很有出息！你的孩子不会受到任何阻碍。"

许多蒙面自闭症儿童被送去接受天才教育，而不是被送到残疾服务机构。他们表面上的高智商让他们陷入了双重困境：他们被期望完成伟大的事情来证明，他们的古怪是因为他们拥有令人羡慕的、社会珍视的品质，所以人们认为，他们需要的帮助比其他人更少，而不是更多。多里安无法承受如此高的期望带来的压力或共情的缺失。于是，他开始自残。13岁时，他偶然在杂志上看到一篇关于一个患有厌食症的女孩的文章，感到非常嫉妒。这个自闭症状明显的女孩得到了大量的爱和关怀。人们只需要她能活下去，并不指望她会擅长任何事情。

"我从这篇文章中得到的结论是，这个女孩让自己如此接近死亡，以至于她的家人担心他们会失去她，现在她被这些爱和支持重重围住。她无须取得任何成就，因为她差点死了。"多里安说。

多里安把这篇文章保留了好几年，反复阅读，直到背得滚瓜烂熟。自闭症患者开始挨饿，他们希望，如果他们貌似将死，人

们最终会对他们宽容一些。他们也开始频繁出入那些支持厌食症
（或"支持安娜"）的论坛，在那里，他们与其他饮食失调的青少
年成为朋友，交换减肥策略和"瘦身"照片。最终，他们互相约见，
举办狂欢派对。多里安说，这个社区里充满了自我毁灭的人，他
们经常对彼此产生不好的影响，但这也是他们唯一能进入的、没
有评头论足的、真正表达自己痛苦的地方。

我自己的饮食失调与多里安的动机不同，但它与我的自闭症
同样相关。15~25岁，我控制自己的食欲，因为我想看起来"雌
雄同体"，我相信，这意味着我看起来很瘦。我过度锻炼，因为我
认为，这可以证明我很强壮。空腹的疼痛让我感到身体上的满足；
在能量计数器模式下玩了两小时的DDR跳舞机之后，腿上的悸动
让我觉得，我终于控制住了一个失控的身体。我和多里安不同，
我不想让别人知道我过得很艰难。永远不想。我想成为一个超凡
脱俗的生物，摆脱人类愚蠢的需求。我经常熬夜，认为熬夜锻炼
比休息更能提升时间利用率。当辩论队的一位朋友告诉我，我看
起来像个"机器人"，因为我似乎从不睡觉、从不吃饭，也不会喜
欢上任何人的时候，我感到了巨大的成就感。我的心理面具是"纯
钢"的。

自闭症和饮食失调高度相关，尤其是在女性、跨性别者和蒙
面自闭症者中。这是由很多因素造成的。一些蒙面自闭症患者认
为，保持传统的漂亮和苗条可以帮助他们融入社会。别人忽视他
们的生理需求是因为他们的精神已经脱离了他们的身体。情绪障
碍的清理可能会引发自我伤害，或者调节被破坏的感觉系统。它
使身体充满内啡肽，可以使人平静下来，并使人上瘾。多里安在
一段视频中描述了一个"支持安娜"论坛的朋友如何每晚在走廊

里走来走去，拼命地消耗身体的能量。这听起来犹如清理情绪障碍之外的一种重复的自我刺激行为。我强迫性地玩DDR跳舞机，这绝对是一种见不得光的自我刺激方式，也是一种减肥尝试。

一些蒙面自闭症患者被饮食失调所提供的结构和控制感吸引。他们经常为良好的行为寻找明确的"规则"，然后严格遵守，希望这些规则给他们带来社会安全感，最终使他们产生自己的价值。当我还是一个未被确诊的自闭症青少年的时候，我的大脑一直在模糊的焦虑中嗡嗡作响。能量摄入、对着镜子检查自己的身体、给自己称重，都是我可以关注的具体事情，我应该拒绝早期的恐惧感。我置身于"恐胖"社会的事实告诉我，瘦比胖强，我试图热情地遵循这一规则。锻炼使我疲惫不堪，这意味着我最终能够入睡。饮食失调的网络社区给了我安排日常生活的习惯。

这一切都与宗教崇拜情结有关。我不相信上帝，但我可以每天晚上在DDR跳舞机的"圣坛"上敬拜，我满头大汗，大口大口地喝着冰水，而我的大脑则漂浮在营养匮乏的薄雾中。运动暴食症也给了我一种与周围女孩交流的方式。我想变瘦，这是我为数不多的、符合我的性别的特征之一。

相关临床研究发现，在被诊断为神经性厌食症的患者中，有20%~37%的人患有自闭症。由于自闭症在最有可能被诊断为饮食失调的人群中（女性、跨性别者、男同性恋者）未得到充分诊断，因此，两症并发的概率可能更高。在传统的饮食失调治疗中，自闭症患者的疗效更差：他们需要的住院时间更长，成功削减的饮食失调行为更少；并且，在康复组中经历的抑郁症和社会孤立感更多。然而，饮食失调诊所和住院治疗项目已经开始采取措施去适应自闭症患者，并取得了一些可喜的成果。以下是奇图里亚

（Tchanturia）及其同事（2020）对他们开辟的、对自闭症患者很友好的、饮食失调患者病房的描述：

> 我们投资购买了必要的材料，以创造一个更友好的（自闭症）病房环境，包括重新装修病房，创造一个中性的拼色方案，为患者开发一个"感官盒子"以及提供加重毯子和感官玩具等物品。我们还为自闭症患者和没有自闭症特征的患者举办福利小组，与多学科团队的成员一起支持感觉困难者和加强社会沟通（例如，引入通信护照和其他策略）。

奇图里亚和他的同事们发现，自闭症患者在这个"便利"病房的住院时间明显缩短，后续研究表明，对自闭症患者友好的饮食失调治疗环境确实取得了更好的结果。对许多自闭症患者来说，饮食失调的行为至少部分是出于社会动机，因此，以一种不那么形式化的、最真实的新方式寻求归属感和社会结构，可能也是有益的。多里安在视频中说，当她试图装成一个正常的、活泼的、穿着得体的女人时，她的健康状况最差。她喜欢以跨性别的哥特人形象出现，穿着花哨的衣服，化着浓妆，这样她对自己的身体感觉更自在。她和其他"奇怪"的另类人物混在一起，可以获得曾经在"支持安娜"群体中寻求的归属感。既然她知道自己患有自闭症，也能够更容易地说出自己何时痛苦和为何挣扎，所以，她不必利用共同的冲动与他人建立联系。

超脱与分裂

许多自闭症患者为了应对蒙面的压力而消失在自己的思维世界里。我记不清有多少次听到自闭症患者说，他们希望自己只是一个漂浮在罐子里的大脑，或是一团黑乎乎的雾霭，没有物质形态但有感知力。这是一种常见的、大脑功能异常的幻想产物，因为我们的身体似乎与世界希望它们成为的样子大相径庭。分裂也是一种控制我们正在接受的社会和感官数据的手段，它忽略了那些过于强烈的信息输入。例如，我的朋友安吉尔说，当周围有太多的人时，他的思维会进入"天使世界"，他周围的每个人都变得模糊起来。他有一些亲戚，他从来没有看清他们的脸庞，因为他只在大型家庭聚会上见过他们，那时，每个人都融入了外表泥泞、形状模糊的"海洋"。当他的思维处于分裂状态时，他仍然可以完成吃饭、洗澡和走路等动作，但在精神上他并不是真的在干那些事儿。

唯一能让安吉尔回归正常的办法就是保证充分的休息和放松。对于我认识的其他自闭症患者，包括我自己，不得不长时间地戴着面具生活和社交增加了我们精神分裂或自我封闭的概率。当我不知所措时，我眼中的他人形象不会变得"模糊"，但我确实不会一直盯着别人的脸看，而且我经常辨认不出我认识的人，或者，如果他们没有走到我面前向我挥手，我也听不到他们的声音。我们需要在蒙面自闭症方面投入的认知努力少一点，就像逃避最初促使我超脱的超负荷情况一样。

从短期看，精神上的超然非常奏效。它释放了大量的精力和注意力，所以我们可以专注于自己擅长的活动，或者只考虑那些吸引我们兴趣的想法。但从长远看，向内心深处退缩会让我们更加远离自己的需求。一些研究表明，自闭症患者的能动性会减弱；换句话说，与非自闭症患者相比，我们对自己和身体的控制力更弱。一辈子因无能和幼稚而被人纠正会影响我们的自我概念，使我们很难培养自我主张或自信的基本技能。

在一项关于自闭行为的研究中，自闭症患者和非自闭症患者都参与了电脑游戏，他们需要操纵屏幕上的光标。由于游戏中随机增设了时间滞后和移动故障，所以，玩家并不总是能够完全控制鼠标的动作。研究人员鼓励玩家努力赢得游戏，并汇报自己何时可以控制鼠标。神经正常者可以准确地判断自己可以控制鼠标的时间。他们可以说出，时间滞后或移动故障何时出来捣乱，自己的双手何时发挥作用。相反，自闭症患者很难分辨其中的区别。他们倾向于认为自己在赢的时候更能控制游戏，而在输的时候就有些失控了，其实这和输赢无关。更重要的是，这一结果貌似由自闭症患者更不相信内部线索所导致的。他们不相信自己是否在控制自己的感觉，也不相信赢得游戏的外部基准。

这个例子来自实验室环境，可能有些做作，但它指出了许多人认为自己无能为力的一种倾向，并且从根本上脱离了自己的身体和更广阔的世界。我们依赖外在的成功标志（比如赢得一场游戏，得到他人的称赞）来引导我们，而不是相信自己的感知和辨别能力。

遗憾的是，当我们脱离我们的身体时，我们错过了很多有价值的、自我保护的身体信号。研究表明，大多数自闭症患者对身体发出的警告或拦截信号的感觉较差。大多数自闭症患者倾向于觉得自己的身体并不是真正属于自己，并努力在外部世界和内心感受之间建立联系。例如，神经正常者可能会注意到他们的同事要去吃午饭了，然后检查一下自己的身体，意识到自己也饿了。相反，自闭症患者可能会迷失在自己的思维中，无法将同事的离开与检查自己内心饥饿的需要联系起来。目前还不清楚的是，这在多大程度上是由自闭症的神经特征引起的，在多大程度上是掩饰和社会压力的副产品？毕竟，蒙面自闭症患者在社会上习惯于默默消化自己注意到的身体需求。如果我必须抑制自己在房间里蹑来蹑去唱歌的欲望（因为这样做会让我看起来像个"怪胎"），那么我怎么享受聆听饥饿或疲劳之声的乐趣呢？

虽然自闭症患者往往对感官输入极度敏感，但他们中的大多数人对身体上的疼痛相对麻木。这听起来可能有点矛盾，但回想一下，也是有道理的。比如，有关研究表明，自闭症患者的大脑通常是注重细节和过度兴奋的，这是有道理的。当我解开衬衫时，我无法忍受一阵凉风打在肚子上的感觉。这是一种持久的、小小的刺激，太烦人了，不能忽视。然而，我走了好几英里[⊖]，脚后跟上布满了血淋淋的伤口，我却几乎感觉不到丝毫疼痛。掩饰也往往包括吞下你的痛苦，在神经正常者面前保持快乐的假象。抱怨别人没有经历过的不适，会让你看起来"疯狂"或"苛求"。自闭症患者中的许多人变得非常善于忽视疼痛，就像他们忽视自己的饥饿或口渴一样。

遗憾的是，这不仅适用于身体上的疼痛，也延伸到了情感上的痛苦。心理学家杰夫·伯德（Geoff Bird）的研究表明，大约一半的自闭症患者患有述情障碍，或者说，无法识别和命名情绪。这些有述情障碍的自闭症患者可能模糊地知道自己很痛苦，但无法说出一种具体的感觉，如嫉妒或怨恨。他们也在努力弄清楚自己为什么会有情绪，以及神经正常者为什么给他们的刻板印象是无情的和冷漠的。

⊖　1英里=1.6093公里。

　　出现述情障碍的部分原因可能是，自闭症患者没有获得理解身体情绪的工具，他们得到的教导是要优先考虑他人的感受，而不是自己的感受。他们在成长过程中被告知，神经正常者的情绪应该怎样。他们还被鼓励去追踪别人不舒服或不赞成的迹象，以便改变他们自己的行为，变得更加愉快或顺从。他们自己的面部表情、非语言信号以及对身体和周围环境的感知都是不同的，而神经正常者经常忽略这些差异。

　　因此，当感到沮丧或不舒服时，自闭症患者通常不会意识到这一点，直到他们濒临崩溃的边缘。当他们开始摘下面具时，他们不再那么密切地监视别人的反应，也不再那么高度警惕，这让他们能够更多地审查自己的身体反应。他们的反思型自我审查可能会减少，允许他们注意到自己的不适，并尊重这种不适感。然而，许多自闭症患者（包括我自己）仍然需要独处的时间来反思自己的感受，因为其他人发出的社交信息太闹心了。例如今天，有时我情绪激动，这时我会注意到，我对谈话的话题感到不舒服，或者有人强迫我做我不想做的事情，我会告诉他们闭嘴。有时我还感到恐慌和疯狂，直到几小时或几天后才明白哪里弄错了。

　　自闭症患者经常努力照顾自己的身体或者认识到自己的需求并加以支持，所以，工作、学校和其他社会环境对他们来说是非常痛苦的。一项经常被引用的统计数据称，85%的自闭症成人没有工作，但有更高质量的横向研究表明，这一数字不足40%。一些研究表明，在工作中透露自己精神残疾的自闭症患者常常后悔这样做，因为他们没有得到很多有用的帮助，而且可能被人低估或鄙视。由于原因种种，自闭症患者通常别无选择，只能居家办公，作为一个群体，他们在网上自主创业的比例很高。居家办公和咨询职位往往会让他们的报酬过低、工作过度，但也提供了稳定工作所缺乏的灵活性和隐私安全。

相当一部分自闭症患者会通过居家办公或从事数字化工作进行补偿，他们还会通过互联网和游戏脱离现实。数字化工作和游戏对自闭症患者的大脑非常有吸引力。网络和游戏的因果关系比"现实"生活中的更清晰。他们很容易忽略潜台词或非语言暗示，而只关注共同的任务和明确的、可衡量的结果。在数字化交流中，自闭症患者获取了必要的时间来仔细处理信息，接收任何不熟悉的术语，并仔细思考自己想要的回应方式。

利用互联网来满足自己对社会联系和结构的需求，并没有什么实质性错误。几十年来，残疾人在互联网上建立了社区并共享资源。然而，过度上网和强迫性地使用网络和游戏会对自闭症患者造成伤害，并阻碍他们的社会联系和发展。当他们在网上投入太多的时间时，虚拟世界会限制他们在现实中进行互动和交流的练习，导致他们的孤独感和沮丧感，并进一步导致很多人的身心脱离。他们将自己的挣扎隐藏在世界之外，这并不是获得认可的有效方式，使用互联网作为一种培养畅聊口才和办事能力的方式，并不同于自闭症患者因为觉得别无选择而退缩到互联网中的行为。

托马斯告诉我，自从他开始了解自己的自闭症并努力摘下面具，他便越来越善于注意自己的感受了，也弄清楚了如何照顾自己。多年来，尤其是在他被确诊之前，他只是把自己的情绪和欲望推开。

他说："本周我注意到我的能量补充处于停滞状态。我无法专注于数据工作，而收集数据通常是我的爱好之一。我写了几篇日记，我发现我的女朋友最近在家的时间比往常多。我爱她，但整天待在她的身边让我太兴奋了。第二天，天气很好，我唯一能做的就是坐在外面看书。这种感觉很棒，没有这些刺激，我不必过度兴奋。"

托马斯仍然背负着"蒙面自闭症"和"未被确诊的自闭症"包袱，他认为自己只是一个难以相处的或易怒的人。然而，多年来，他学会了超越这种"人文规划"，真正构建了一种对他来说真实的生活。建立这种自我认识和自我接纳的人文规划，对他保持幸福感和神志清醒至关重要。

"我喜欢在火车站闲逛，学习大量无用的知识，我宁愿玩拼图游戏也不愿意看电视。因为我的生活和现在的我步调一致，我不太需要喝酒来自我麻痹了。康复的前提是让你的生活与你的价值观保持一致，你要知道自己是谁，否则你无法让任何事情保持一致。"

自闭症患者也是如此，他们条件反射性地脱离现实，因为他们习惯于掩饰自己的每一种感觉和需求。如果你不知道自己到底是谁，或者你的自我形象的塑造完全依赖于别人强加给你的规则，那么你就不可能构建舒适或有价值的生活。值得庆幸的是，我们不必通过他人的认可和对社会规则的遵守来定义自己。在后面的章节中，我们将探讨这个超脱的过程并听取若干人士的意见，他们已经脱离了寻求认可和戴着面具生活的困扰。

遵守严格的规则和信仰体系

蒙面自闭症患者有时会在"高控制欲"群体中找到归属感，比如激进的政治组织、信仰非常严格的宗教团体和邪教团体。高控制欲群体以那些孤独的、拼命寻找目标感的人为猎物，因此颇有名气。他们的重复仪式、看似紧密的社会关系，以及关于谁"好"谁"坏"的铁定规则，吸引着那些渴望联系的孤独者。

我和许多蒙面自闭症成人交谈过，其中有十几个人和我分享了他们所属的边缘宗教团体、阴谋论团体、多层次营销计划和其他高控制欲群体的故事。我找不到任何实证研究证明，这在我们的人群中有多么普遍。然而，2019年，格里菲思（Griffiths）及其同事最近的研究确实将自闭症成人描述为更容易受到经济剥削、家庭暴力、关系虐待和情绪操纵的伤害。这些正是界定邪教的特质，也是这些宗教空间吸引自闭症患者的部分原因。

自闭症患者容易受到操纵的原因有很多。自闭症成人往往处于社会经济不稳定的地位，因此很难逃离虐待自己的人。当你失业或半失业时，你会更愿意和一个浪漫伴侣住在一起，或者迅速依赖于一个极端的宗教团体，这是必要的。自闭症患者渴望被认可并倾向于淡化自己的感受，这也使他们更容易受到虐待。ABA疗法和戴着面具社交的行为，让他们变得顺从和墨守成规。关于他们应该如何行动的正统观念和规则，让他们觉得自己的行为有据可依、"合情合理"。

安德鲁在美国西部的农村长大，他患有自闭症。他发现自己被一个高控制欲宗教团体吸引。他说，教会成员很快就认定他是潜在的目标。

"我一个人住，显然，我是一个白种人众多的小镇里寥寥无几的非白种人之一，我一直很沮丧、很焦虑，我整天在餐馆里喝咖啡，白种人会找我搭讪，还说他们只是想了解我。"

他受到了"爱的轰炸"，这是邪教组织中常见的一种手段，在那里，新成员被倾注了过多的感情和特别的关注。"爱的轰炸"训

练一个人放下戒备，放松对新群体的界限。对那些一直处于社会
边缘的自闭症患者来说，突然间，莫名其妙地受到崇拜是令人兴
奋的。

安德鲁决定加入该教会后，情况开始发生变化。教友们和他
煲电话粥，一直熬到深夜，激烈地询问他与家人关系疏远的情况。
还有一名教会领袖质问他的双性恋问题，以及他如何将他与教友
们信仰的教义协调起来的问题。安德鲁不再和教友们约见了，因
为这样就不用再面对各种难题了。但教友们对他的期望越来越高，
因为他自愿帮助教友们照看孩子，先是每周一次，很快又变成了
每晚的承诺。

他说："我仍然责怪自己不相信那就是阴谋，因为他们并没有
拿枪指着我的头逼我就范。"但他解释说，尽管如此，这是一种控
制行为。"今天他们还抱着你，和你开玩笑，第二天他们甚至都不
看你，随着时间的推移，这会影响你的思维和举止。"

高控制欲和教条主义的团体承诺一个充满意义的人生，一个
永远不会离开你的新家庭。在现实中，它们使人们陷入一个复杂
的网络，有时是互不相容的期望，拒绝一直是迫在眉睫的态度。
许多这样的组织依靠其成员的奉献、免费劳动和捐赠来运作，因
此，既得利益永远不嫌多，让人们觉得自己的努力永远不够多。

安德鲁说，他花了几年时间才发现自己被耍了。置身于教会
的压力开始让他惊恐发作，但教友们认为，他寻求集体治疗是对
教会"大家庭"的背叛。这使他开始质疑教友们的信仰。也是在
那个时候，他发现自己患有自闭症。

与我交谈过的一些自闭症患者的经历并没有那么戏剧化，但
仍然具有破坏性。比如，不健康地依附于研究生导师，或者花数

年时间在他们真正相信的非营利组织或活动家团体，但这些组织的界限真的很不健康，或者是一种有毒的工作狂文化氛围。我采访的其他自闭症患者，在不受任何人影响的情况下，成为他们自己创造的严格信仰体系的追随者。他们想让自己的世界变得可以预测、易于理解、微观小巧。一开始，这是他们掌控生活的一种方式，直到他们遵循的、自我强加的规则数量递增，并逐渐失去控制。

一些自闭症患者最终被极右的网络社区激进化，这些社区为吸引孤独、沮丧的男性而量身定做。诸如右翼阴谋论团体 QAnon、极右翼团体"骄傲男孩"和"男人自行之路"MGTOW 之类的群体为那些一直被疏远的人提供了一种归属感。他们提供友谊和一个安全的地方，在那里，你可以问禁忌的问题、说冒犯的话，而不用担心社会后果。这些群体还利用了自闭症患者只关注少数几个话题的倾向，用各种宣传"轰炸"他们，教给他们在群体之外没有人能理解的、晦涩难懂的语言，还用笑话和表情包去淡化他们对偏见的敏感度。一旦深植于这些"亚文化"，自闭症患者就很难脱身了。极端的信仰和过于具体的沟通方式使得他们比以往更难找到工作或交到朋友。

神经多样性的女性和性别不一致的人同样会受到"性别批判"、跨性别恐惧症群体的攻击，这些群体使用许多相同的思想控制策略。作家卡伊·思琪沃斯（Ky Schevers）曾是某个群体的成员，她说自己受到了群友们的反跨性别治疗。他们教导她要审查自己对性别焦虑的感受，并将转变的欲望视为对本群和女性气质的背叛。多年来，我广泛地阅读了这些群体的内容，并关注了许多匿名的"性别批判"的自媒体账户，令我震惊的是，其中是自闭症患者的群员太多了。这一事实甚至已经成为他们意识形态的一部分：他们声称要保护女性自闭症患者不被引诱进入"跨性别邪教"。事实上，他们自己就是邪恶的，总是寻找脆弱的、性别焦虑的人，并努力将他们与更广泛的跨性别群体隔离开来。

在下文中，我列出了一些高控制欲群体的共同特征，这些特征的最初描述出自精神病学家罗伯特·利夫顿（Robert Lifton）的经典著作《思想改造与极权主义心理学》（*Thought Reform and the Psychology of Totalism*）。利夫顿的研究重点是对政治犯和战俘施加的操纵技术。但随后的研究发现，类似的过程也被美国的极端主义团体以及可能不完全符合邪教资格但仍对其成员施加强大吸引力的团体（如许多福音派信仰团体）引用。在多层次的营销计划中，在剥削性的工作场所中，甚至在以自由思想的进步堡垒而自豪的群体中（如学术界），滥用的、操纵的动力都以较小的规模出现。对自闭症患者来说，意识到心理操纵的警告信号是很重要的，因为我们很有可能成为使用这种方法的组织（甚至是非正式的社会团体）的目标。

高控制欲群体的警告信号

1. 该组织提倡对外部世界和非组织成员的对立观点："这是我们与世界的对抗。"

2. 群体成员经常对自己在该群中的地位感到不安全，群员们可能会因为任何小错误或失败而受到惩罚。

3. 不鼓励个人界限的设定，期望成员将团体视为一个"大家庭"，并为之做出尽可能多的牺牲。

> 4. 任何挑战团体正统观念的观点都是难以启齿的，群员们会为自己的想法或感觉是"错误的"而感到羞耻。
>
> 5. 群员们使用重复的语言和团体术语去驳斥对方的批判。群员们使用重复而空洞的陈词滥调去压制艰难对话。

当然，大多数自闭症患者从来不会因为仇恨团体而变得激进，他们声称某人的精神残疾是其采取种族主义、性别歧视和跨性别意识形态的借口，认为这是残疾主义，也是道德败坏。然而，重要的是，每个人都要认识到，社会排斥、自闭症过度关注和遵守规则，以及邪教式计划是如何融为一体从而玷污了脆弱者思维的。如果你无法在这个世界上舒适地生活，那么你会在力所能及之处寻求解脱和价值。对一部分自闭症患者来说，这意味着陷入虐待、邪教般的群体。对另一些人来说，这是为私人关系中的虐待找理由或借口的方式。自闭症患者中的许多人会通过强迫性的取悦和顺从掩饰自己的内心世界。

"摇尾乞怜"和取悦他人的强迫性行为

《生活大爆炸》是电视史上最受欢迎的情景喜剧之一，剧中的谢尔顿可能是最著名的自闭症角色。他是出了名的粗鲁和冷漠，一个混蛋，因为他是一个无所不知的人，从不为别人着想。《龙文身的女孩》(*The Girl with the Dragon Tattoo*)系列中的莉斯贝丝·萨兰德（Lisbeth Salander）是另一个典型的混蛋形象，她既是自闭症患者，又是黑客天才。她用她近乎机器人般的洞察力和理性去破案，同时也斥责和羞辱了他人。《瑞克和莫蒂》中的瑞克是另一个典型的例子。他经常虐待自己的孙子和孙女，而且是个彻头彻尾的懒汉，经常破坏女儿的家庭，但他的整个家族（以及这部剧的大部分粉丝）都很尊敬他，因为他拥有一个聪明、严肃的分析型头脑，发明了传送门技术。

作为真实的、活生生的人，自闭症患者永远不会被冠以"混蛋天才"的称号。2016年，在一项关于大学生对自闭症态度的调查中，心理学家发现，人们将这种神经类型与内向、社交退缩和"难相处"的性格联系在一起。这些对自闭症的刻板印象早在《生活大爆炸》和《瑞克与莫蒂》等电视剧之前就存在了，但这些剧情描述肯定强化了已经存在的偏见。在一般人的心中，自闭症在成人身上的表现是一种独特的形象：一个天才，几乎总是男人，他直率、直接到了残忍的地步。

为了避免体现这种形象，自闭症患者将自己"折叠"成各种各样的形状。他们尽其所能地让自己看起来不那么难相处、不那么残忍、不那么自私。他们内在化了这样的信息：谈论自己和自己的兴趣会让别人感到无聊，我们不善于社交和解读情绪，我们的感官需求让我们变成了永不停止抱怨的"巨婴"。由于害怕成为夏洛克，他们把自己变成了华生：和蔼可亲、温顺、被动接受错误，总是假设自己周围更有个性者明白最好的东西是什么。

蒙面自闭症患者通常是强迫性的取悦他人者。他们表现得开朗、友好，或者不具威胁性、显得渺小。

蒙面自闭症患者也特别容易表现出创伤反应，治疗师皮特·沃克（Pete Walker）将其描述为"摇尾乞怜型"。应对压力并不总是展示"战逃反应"，阿谀奉承是一种用来安抚任何构成威胁之人的反应。对蒙面自闭症患者来说，社会威胁无处不在。

沃克写道："摇尾乞怜型的人避免情感投入和潜在的失望情绪，他们几乎不展示自己的内心，躲在他们乐于助人的角色后面。他们过度倾听、过度诱导或过度为对方做事情。"

沃克指出，由于从不向他人透露自己的需求或不适，"摇尾乞怜者"可以避免被拒绝的风险。他们也无法以任何有意义的方式与人建立联系。这是孤独之州，让人筋疲力尽。许多蒙面自闭症成人很难在全职工作与社交生活或爱好之间取得平衡，因为每天8小时戴着一副安抚型面具，太费力了，根本没有精力做其他事情。他们所建立的联系可能永远不会让他们感到满意或真实，因为这种联系依赖于他们满足他人的需求，让他们拘泥于自认为他人想听的东西。

自闭症健康教练塞缪尔·迪伦·芬奇（Samuel Dylan Finch）写了很多关于自闭症患者喜欢摇尾乞怜的原因，以及摇尾乞怜破坏他们关系的方式。他自己也是一个摇尾乞怜者，尽管他花了一些时间才意识到这一点。

"我是一个取悦他人的人，"他在自己的博客上写道，"我花了很长时间才意识到这一点。因为我固执己见！我爱说我的心里话！"

芬奇写道，当他真的想和另一个人建立联系时，他的本能是审查真实的自我，并"模仿"对方："我在情感联系中投入得越多，我就越不可能批评对方，越不可能在对方跨越我的界限时大声说出来，越不可能对对方的行为表达不满或者分享任何我觉得可能会破坏这种关系的事情。"

以下是一些对情绪压力和社会威胁做出"摇尾乞怜"反应的迹象，而这些迹象深受芬奇作品的启发。

摇尾乞怜和取悦他人的反思法

请考虑下面的每一种陈述，并反思每一种说法对你来说有多么真实。

1. 感觉好像没有人了解"真实的"我。

2. 我不知道怎么拒绝别人。

3. 我觉得自己有责任控制别人的感受和反应，即使这些感受和反应与我无关。

4. 有时我觉得赞同自己不同意的事情是在背叛自己。

5. 我密切关注社会局势，看看冲突何时酝酿，并试图在冲突开始之前加以阻止。

芬奇描述的那种谄媚的冲动对我来说非常熟悉。如果同事的事实陈述是错误的，我发现纠正他们是一件很容易的事，但当我和一个深爱之人陷入虐待关系时，反驳他让我感到害怕。一想到要告诉他，他对我不公平，我就想吐唾沫并逃离房间。多年以后，我仍然很难批评别人，包括那些让我感到安全和得到认可的人。我的大脑更清楚，但我的身体仍然期待着愤怒的爆发。自闭症患者遭受家庭虐待的风险更大，部分原因是他们容易上当受骗或过于信任他人，并且会很快改变自己来安抚他人。当你被困在自闭症面具之后，所有的爱都是有条件的。很难知道你的哪些需求是可以接受的。当其他人之间出现紧张局势时，自闭症患者也很容易感到有责任充当调解人或维持和平者，因为对他们来说，冲突可能非常危险。

一些心理学研究表明，如果你的目标是不断地取悦他人，并将你希望看到的情绪和反应投射到他人的身上，那么你就会承受沉重的情感负担和人际成本。自闭症患者常用的一种讨好策略是"镜像"：稍稍模仿对方的行为和情绪，努力满足对方释放的能量，让对方认为我们是正常的人，和他们是同类。然而，如果你密切关注一个人的行为和感受，然后尽你所能地模仿，这会非常消耗你的认知并分散你的注意力。库莱沙（Kulesza）及其同事（2015）的一项研究发现，当实验要求参与者巧妙地模仿谈话对象的行为时，模仿者实际上很难识别他所模仿之人的情绪。尽管研究中的（神经正常的）参与者成功地模仿了对话伙伴的情绪表现，但他们过于专注于表演，而不再真正思考这些情绪表现的含义。这项研究还没有在自闭症患者或神经多样性之人的样本中得到反复验证，但是，如果模仿他人是一项非常耗费脑力的工作，就会降低神经正常的自闭症患者的同理心，这对神经多样性的自闭症患者来说，可能也是如此。事实上，这些结果表明，自闭症患者把所有的注意力放在掩盖自己的情绪和模仿他人的情绪上，这首先会导致他们与同理心的斗争。

由于自闭症患者也经常很难识别自己的情绪（尤其是在紧张的社交互动中），他们通常很难识别对方的行为是否伤害了他们或让他们感到不舒服。我需要时间来思考别人的行为是如何以及为何伤害了我。自闭症性教育家兼作家史蒂维·兰（Stevie Lang）观察到，自闭症患者有时也会发现，说服对方同意与你发生亲密关系是一件很有挑战性的差事，因为他们总是分不清，自己想要做某事与为了对方快乐而想要做某事之间的区别。

他写道："我们对被人拒绝的厌恶和对被人接纳的渴望，可能会让我们很难知道的是，什么时候我们在体验对方的同意，什么时候我们在努力符合社会期望，争取被人喜欢或避免被人拒绝。"

最终，所有的蒙面伪装都是把我们的感受放在一边，这样我们就可以专注于取悦他人或遵守社会规范。不管我们用什么应对机制来支撑价值体系，总也避不开自我毁灭的命运。无论我们使用酒精、过度运动、过度工作、社会隔离、相互依赖，还是其他一些自我毁灭的策略来帮助我们融入社会，将社会认可和"及格"作为神经典型而置于我们的实际需求之上，总是有害的。

其实，自闭症患者不必这样生活。他们可以学会再次倾听自己内心的声音，挑战社会强加给他们的羞耻感，对于他们需要和应得的专用空间，要彻底地公开和直言不讳。从多年的、本能反应的、自我保护的自闭症面具中解脱出来，可能是具有挑战性和令人生畏的，但对他们来说，摆脱束缚的生活是可能的。在接下来的几章中，我们将回顾自闭症患者如何在生活的各个方面适应其神经类型的研究，并听取教练和专家的意见。这些专业人士正在帮助自闭症患者学习摘下面具，并主动约见其他蒙面自闭症患者。他们已经开始拥抱自己，对自我隐藏的力量提出质疑。

第五章

重新认识自闭症

让我们从头开始吧！摘下面具的第一步是意识到你就是自闭症患者。这可能让人觉得，这不是走向自我接纳或真实自我的积极步骤，但是认识到自己是残疾人，就是对你的生活进行了戏剧性重塑。我为这本书采访过的几乎每一个神经多样性者都说，他们发现自己患有自闭症的时刻，就是强大的顿悟时刻，促使他们重新思考自己相信的真实自我的每一个叙述。多年来，他们背负在自己身上的痛苦标签突然变得无关紧要，这并不是说他们愚蠢、无知或懒惰，他们只是精神残疾而已。这并不是说他们的努力一直不够，也不是说他们从根本上就错了或坏了。他们只是没有得到应有的同情，也没有得到能让他们苦壮成长的方法。他们把自己在社会中的地位说成是残疾人，有助于他们将长期以来被内在化的东西外化。事实证明，他们所遭受的一切苦难都不是他们自己的错。

当然，我们认同自己是自闭症，并不能立即消除我们中的许多人不得不默认的习惯性伪装和补偿行为。就像创伤后应激障碍幸存者常见的过度警惕一样，当我们经历不确定性或社会威胁时，掩蔽是一种最强烈的反应。承认自己是残疾人，当然不会让这个世界看起来不那么令人困惑或极具威胁性。然而，接受自己是自闭症患者，确实让我们中的许多人（也许是第一次）开始质疑：我们被期望以这样一种隐藏的、道歉的方式生活是否公平。

摘下面具的过程就是重新思考那些在发现自己患有自闭症之前看起来很正常的信念和行为。这意味着重新审视我们通过媒体、教育和青少年时期的成长经历所接触到的关于自闭症（和其他残疾）的刻板印象。这还意味着我们需要质疑社会最珍视的价值观，并注意到我们被告知应该成为的样子与我们真正想要的生活方式之间的差距。

最后，摘下面具的过程要求我们以一种优雅的精神回顾过去的自己，我们还要逐渐学会去发现一些变化，人们以前告诉我们的那些过于张扬、呆板、怪异或自我的东西，现在看来，其实是完好的，甚至是美妙的，绝对值得被爱的。

重塑自闭症刻板印象

几年前，特雷弗（Trevor）和他的朋友们在奥扎克露营。每个人都喝得有点醉，用T恤互相抽打，消磨时光。有人建议举行一场即兴的"前臂选美"比赛。大家欢笑起来，目光都盯向了特雷弗。现场霎时变得鸦雀无声。

特雷弗假装害羞，然后慢慢地、昂首阔步地走到人群中间。他慢慢地卷起袖子，几乎很有诱惑力，然后摆出一个夸张的姿势，就像漫画书里的人物一样，把他那不成比例的、巨大的、肌肉发达的前臂展示给大家看。看到这一幕，人们又呼又叫，特雷弗的室友扇了扇自己，好像要晕过去。

"这是朋友圈里的一个笑话，"他解释道，"我的前臂真的很大，就像大力水手一样。因为我一直在拍手。"

特雷弗总是通过拍手控制和表达自己的情绪。拍手是自闭症患者最常见的刺激行为之一。这是众所周知的、显著可见的自闭症迹象之一，因此，训练孩子拥有"安静的手"是ABA治疗的首要目标之一。虽然拍手是无害的，不会对身体造成伤害，但神经正常者会立即将其视为残疾的标志，因此会对拍手者进行严厉的惩罚。当人们想要暗示残疾人愚蠢、烦人或失控时，就会模仿自闭症患者的拍手动作。近年来，尽管有这么多的社会包袱，但是特雷弗已经学会了接受自己的拍手动作。

特雷弗几年前向他的朋友们承认自己患有自闭症。他现在45岁，但他从12岁起就知道自己残疾了。当特雷弗被确诊患有自闭症时，他的母亲告诉他，他的余生都要保守这个秘密。她认为，如果人们知道他"缺乏"正常人所拥有的许多技能，他们就会低估他、排斥他。几十年来，特雷弗努力地隐藏了他的刺激行为和过度思考的倾向。在大学里，他参加了即兴表演课程，让自己看起来更外向。他阅读有关礼仪的图书，提前结束约会，这样他的约会对象就不会注意到他在疲倦时说话困难的迹象。

最终，随着自闭症"认命"运动变得越来越明显，特雷弗开始质疑母亲以前的建议。他在reddit的r/ autismtranslations等论坛上闲逛，阅读了一些神经多样性患者的故事。在Stimtastic网站上，他发现了专为刺激行为而设计的、可咀嚼的橡胶首饰，并秘密为自己订购了一些。

他向朋友透露自己的自闭症，结果却有点扫兴。

"他们一点也不惊讶，"他笑着说，"他们真的了解我。"

特雷弗在走出困境之前，无法向人们解释为什么他的前臂如此粗壮。这只是他感到难为情的另一件奇怪的事。他不是一个肌肉发达的人。和许多自闭症患者一样，特雷弗的肌肉紧张度比他认识的大多数正常人都要低。他佝偻着身子走路，上臂有茸毛。宽大的纽扣衬衫有助于隐藏他独特的自闭症身体。

然而，一旦特雷弗"走出困境"，他就可以任由人们欣赏和取笑他那健壮的手臂。他感到震惊的是，人们竟然觉得他的手臂很迷人。他不再在意自己的身体特征和刺激行为了。他曾经用来掩盖自己残疾的所有能量都被释放了出来，他现在可以专注于其他事情。事实证明，他的母亲灌输给他的、害怕被发现的恐惧感，纯属误导的产物。

在前面的章节中，我们已经讨论了神经正常者在第一次看到孩子的视觉障碍特征时的常见反应，并思考了许多关于自闭症的负面刻板印象，这些印象使我们感到羞耻，并驱使我们去掩饰。在这里，我们将重新审视这些早期的经历和典型的自闭症特征，并考虑是否可以用更中立甚至更积极的态度来看待它们。

作家兼家长教育家玛丽·希迪·柯辛卡（Mary Sheedy Kurcinka）在《家有性情儿：如何养育一个与众不同的孩子》（*Raising Your Spirited Child*）一书中，鼓励那些沮丧又疲惫的看护者们重新思考他们对孩子的负面印象。当柯辛卡在20世纪90年代初创造了"性情儿"这个词时，她并没有专门讨论自闭症问题，但很明显，她自己的自闭症儿子与自闭症儿童有很多共同之处。就像"靛蓝儿童"（这个词在新时代的父母中流行了几十年）一样，"性情儿"

是指一些模糊的行为和特征，与自闭症和注意缺陷多动障碍有很大的重叠。带有自闭症谱系特征的孩子的父母经常试图找到（或发明）一种温和的委婉表述来形容自家孩子的差异性。这是对自闭症标签的回避，带有一点儿活力四射的光芒。在柯辛卡的案例中，给儿子打上"活力四射"的标签，是为了抵制医生和精神病学家对他和他的未来所持的污名化态度。

专业人士认为柯辛卡的儿子很固执，很难相处，意志坚强；他容易大声尖叫，对刺激有强烈的反应，面对他不想遵守的指示时，他会反抗。柯辛卡做了一些研究，发现父母们能找到的所有关于像她儿子这样的孩子的文章都在强调抚养他们有多么困难，以及他们对看护者的影响有多么消极。20世纪90年代初，人们普遍认为，孩子的自闭症会毁了他们的家庭生活。一项经常被引用（但完全错误）的数据显示，那个时期自闭症儿童的父母离婚率高达80%。神经多样化是一种恐怖的东西，会出现在家庭中，残疾儿童会因为把它"带回家"而受到憎恨。可获得的信息质量很差，这让柯辛卡感到沮丧，于是她开始收集更具同情心的资源，用好奇而不是谴责的态度来看待那些"活力四射"的孩子们的行为。

柯辛卡要求父母们试着把孩子的"问题"特征重新定义为积极的品质。许多孩子最具破坏性的行为都是他们独立和意志的表现。正如残疾人倡导者拉比·鲁蒂·里甘在博客《真正的社会技能》上所写的那样，"不服从是一种社会技能"。只有当你站在旁观者的角度，从一个试图控制或限制者的角度看，它才是"坏"的。虽然自闭症患者被认为缺乏同理心，但往往是自闭症儿童的非自闭症老师和监护人并没有反思自闭症患者的内心体验，也没有在意让自闭症患者的行为有意义的动机和感受。一个不听话的孩子，抚养起来可能会很有压力，但如果你想让你的孩子成为一个强壮的、健康的、有能力自我辩护的人，关键是让他们知道如何自我保护，并敢于说"不"。

表5-1是柯辛卡开始挑战的一些陈旧的、带有污名性的"活力四射的儿童"标签，以及她推荐的更积极的替代词。

表5-1 "活力四射的儿童"的新旧标签对比

旧标签	新标签
顽固	自信、执着
狂野	精力充沛
不专心	敏锐
挑剔	精挑细选，有辨别能力
苛刻	清楚地知道自己想要什么
僵化	传统，不喜欢改变
好指使人	知道如何满足需求，有魅力
焦虑	谨慎
暴躁	夸张
好管闲事	好奇，爱打听
大声	热情、热心
好争辩	固执己见，尽心尽力

你可能已经注意到，柯辛卡在表5-1中列出的一些特征，在本书前面的章节中也出现过（人们对自闭症的负面刻板印象）。早在阅读柯辛卡的书之前，我就根据大量自闭症成人的反馈，编制了表3-1。事实证明，许多自闭症成人最不喜欢的个人品质，正是30年前（柯辛卡写这篇文章时）监护人们抱怨自己孩子身上的那些品质。这些品质既可以独立发展，也可以互相关联。在许多

自闭症患者的成长过程中，大人们会认为，他们吵闹、固执、冷漠、过度反应和令人负担过重。从小到大，他们都认为自己很难相处，也很难去爱。

当一个来自被高度污名化群体的人吸收并相信一些适用于自己群体的负面刻板印象时，他就会遭受研究人员所说的"自我污名"。自我污名是个沉重的标签；高度自我污名者的自尊心降低，认为自己的能力不如别人，而且他们常常害怕寻求帮助。几十年来，心理学家一直在研究如何减少抑郁症、焦虑症和精神分裂症等精神障碍患者的自我污名，然而，基本上没有关于如何减少自闭症患者自我污名的研究。关于帮助自闭症儿童的健全家人减少因与残疾人士有亲属关系而感到羞耻的数据很少。

由于缺乏关于自闭症患者减少自我污名的研究，我们必须看看其他人群中治疗内在化的刻板印象的数据。2013年，科里根（Corrigan）、库斯拉克（Kosyluk）和拉什（Rush）的一篇评论文章得出结论，对各种精神疾病患者来说，自豪地承认自己的残疾并将其作为自己身份的重要组成部分，有助于减少自我污名的影响。2018年，马丁内斯–伊达尔戈（Martinez-Hidalgo）及其同事做了一项实验研究，将精神疾病患者与神经正常的对话伙伴配对，进行一系列研讨会。他们讨论了心理健康及其他话题，如创造力。在干预结束时，精神疾病患者对自己状况的羞耻感减少了，神经正常的对话伙伴对精神疾病患者的偏见也有所下降。这项研究确实包括了一些自闭症参与者，尽管样本中也有很多其他神经类型的人，但结果是值得期待的。总的来说，大多数研究确实表明，自豪地承认自己的残疾会对人们的感受产生很大的影响，可以改变其周围神经正常者的态度。

可惜的是，我们目睹了蒙面自闭症同胞如何自豪地接受自己曾经非常厌恶（或者有人授意他们去讨厌）的特质：孩子气、自私、固执、像个机器人。从另一个角度看，童心就是快乐和开放的好奇心，而自私是一种重要的保护技能。一位受访者告诉我，当他发现自己的公司违反了客户隐私保护时，正是他的固执和道德明辨让他敢于举报。有一些研究表明，那些习惯了不受欢迎和与社会格格不入的人更有可能大声疾呼，揭露不公正事件。

本书第二章中的"跨性别者"波比向我倾诉过，她已经学会将自己的鲁莽与敏感的独特结合视为一种真正的超能力。波比是一名与幼儿打交道的职业治疗师。她说，由于她自己的过去和自闭症，与沮丧的孩子交流对她来说是很自然的过程。

"当孩子们被告知他们太敏感，他们对事物的反应是错误的，这真的会让他们感到困惑。但敏感也不是坏事。如果我们说的是金属探测器，敏感就好了；或者是炸弹嗅探犬。既然灵敏的好仪器是你们想要的东西，那么善于嗅出环境中情绪炸弹的能力，为什么变成坏事了呢？"

波比在情感上很敏锐，甚至像个孩子。她的家人不喜欢她如此熟练地掌握了情绪操纵、忽视和虐待。尽管"敏感性"是注意力和洞察力的标志，但当你善于发现人们不希望你看到的东西时，就会不受欢迎。今天的波比在一方和谐之地，敏感性成为她的福音和恩赐。她使用这种敏感性来识别自己的痛苦并引起共鸣，以帮助自闭症儿童。

有些自闭经历，无论你怎么看都是不愉快的。肠胃问题很痛苦，感官痉挛绝对是一种折磨，很多自闭症患者（包括我自己）对这些残疾的特征感到不满，这是非常可以理解的。然而，与自

闭症相关的人格特征或思维模式和感觉并不是天生不好的。通常
情况下，自闭症患者内在化了自己是坏的、不成熟的、残忍的人
的信息，只是因为他们周围的神经正常者缺乏从正确的角度看待
自闭症特征的方法。

我们在第三章中探讨过所有的自闭症"负面"特征（见
表 3–1），以自闭症患者的视角为中心重新定义了自闭症。你可以
尝试着添加自己的重新定义或者你自己的例子，说明你的"最差"
特质是如何为你的最佳利益服务的（见表5–2）。

表5–2　重塑自闭症刻板印象

大家说我：	实际上，我：	我很看重自己的这种品质，因为：
傲慢	自信 有原则 独立	它能帮助我坚持正确的事情 我经常是第一个说出问题的人 我可以为别人树立一个积极的榜样
冷漠又无情	善于分析 理性 深思熟虑	我会注意到别人忽略的东西 我不会像其他人那样一时冲动 我善于发现别人看不到的联系和体系
烦人又吵闹	热情 活跃 直言不讳	我是我自己最好的拥护者 我提高了其他人的能量水平 我体验到强烈的幸福，并认识到什么是美
幼稚	好奇 开放 快乐	我很擅长学习和成长 我体验到了人类所有的情感 我从生活中的小事中获得了乐趣
尴尬	真实 独特 不混迹于人 群之中	如果某件事对我来说很难，那么其他人可 能也需要帮助 我在世界上的发展方式纯属我的个人行为 我不遵守那些不公平的标准
无知，可怜	深思 谦逊 坦诚 脆弱	我认识到我们都需要彼此 我知道如何寻求我需要的帮助 我重视与他人的联系

（续）

大家说我：	实际上，我：	我很看重自己的这种品质，因为：
敏感	感知力强 情感协调 富有同情心	我能很好地识别虐待行为 我擅长测量房间里的"情绪温度" 我了解自己的感受和他人的感受
古怪	独一无二 开拓者 标新立异	我让世界变得更大、更广阔 我挑战旧习俗和不公平的规则 我的生活应该如何，我具有最终的决策权

很多时候，那些让神经正常者感到不便或奇怪的特征，正是那些定义真实的自我并帮助自闭症患者保持安全的特征。当我们不再以局外人的视角看待自己的残疾，而是以自己的视角和需求为中心时，这一点就变得清晰起来。我们活力四射、大声、感情强烈、有原则或奇怪，实际上并不是一件坏事。这些特征对于那些没有考量残疾人的独特存在方式而设计的系统来说，只是不方便而已。但是，我们越是努力使自己的神经类型正常化，我们越是大声、自豪地承认自己的自闭症身份，就会有越多的机构被迫做出改变，以适应我们这些被反复拒之门外的人。

在摘下自闭症面具的过程中，还有一个给力的步骤，就是学会找回我们的激情和特殊兴趣。多年来，我们中的大多数人一直压抑着自己的一切情感，不仅仅是痛苦和不适，还有快乐。我们要愉快地钻研自己的特殊兴趣，陶醉于我们作为自闭症患者的过度专注力，重新训练我们的大脑，将我们的神经类型视为美丽的源泉，而不是耻辱的标志。

庆祝你的特殊兴趣

举个例子：克拉拉（Clara）痴迷于20世纪80年代的新浪潮和

流行音乐家。她的卧室从地板到天花板都堆满了旧唱片；她的墙上贴满了演唱会海报，这些海报早在她 1993 年出生之前就已经存在了。克拉拉有一头苹果红色的头发，穿着厚厚的厚底皮靴，还有酸洗牛仔裤，涂着厚厚的粉色口红，穿着飘逸的、黑色的、不对称的衬衫。克拉拉最喜欢的音乐家是"死或生乐队"（Dead or Alive）已故的主唱皮特·伯恩斯（Pete Burns），他最著名的歌曲是《你抱着我像唱片一般旋转》[*You Spin Me Round*（*Like a Record*）]。她见过皮特，并多次得到他的签名，她看了皮特参加过的每一场音乐会的录音、采访和电视真人秀。

克拉拉对皮特·伯恩斯有一种自闭症式的特殊兴趣，这种兴趣给她带来了巨大的快乐。当她真的爱上某人时，她会向对方敞开心扉，述说皮特·伯恩斯的许多整容手术和媒体争议的事实。当她抬起手臂打手势的时候，她的 T 恤袖子下面会露出皮特·伯恩斯的脸庞图案文身。

几年前克拉拉离家去上大学时，她决定向新同学隐瞒她对皮特·伯恩斯的迷恋。她想从"正确"的角度开始新生活，不想因为过于关注歌手和真人秀明星而让任何人感到奇怪。所以，她没有携带任何唱片或海报。她用长袖毛衣盖住文身。她穿得严严实实，戴着自闭症面具，结果发现自己很难交到朋友。

"每天都有点空虚，"她说，"只是在例行公事，什么都没有着落。"

就这样过了一年，克拉拉很痛苦、很抑郁且无精打采。她的成绩很差，而且没有胃口。在父母的鼓励下，克拉拉转学到了一所离她童年的家更近的学校，这样，她就可以回到自己的卧室，还可以接触到皮特·伯恩斯的所有东西。她重新联系了一些和她一样热爱音乐和另类时尚的网友，渐渐地，她的生活开始好转了。

她说："宛如死而复生，就像一棵小植物在阳光下站起来一样。"

当涉及特殊兴趣时，自闭症患者的大脑就是"百分百海绵"，他们吸收事实和数字的速度对神经正常者来说似乎有点不人道。他们几乎可以对任何事情产生特殊的兴趣。他们中的一些人学会说流利的克林贡语，另一些人记住了魔方的算法。我妹妹的脑子里全是电影琐事和对白。我自己的特殊兴趣包括从蝙蝠生物学到都铎王朝的历史，再到个人理财，再到所谓的男性权利活动家经营的Reddit子公司网站。

尽管《精神疾病诊断与统计手册》指出，自闭症界定的兴趣范围十分"有限"，但一些自闭症患者每隔几个月就会往返于新的特殊兴趣，成为各种学科的通才。还有一些自闭症患者一生都坚定地致力于一个兴趣主题。他们无法控制自己的特殊兴趣是什么，也无法控制这些兴趣在他们生活中出现或消失的时间。痴迷于一个人或一个话题，并不能说明你的选择趋势，也不一定反映你的价值观或信仰，因此便有了我以前的同学克里斯因为沉迷于第二次世界大战而被欺负的经历。我经常发现，我的特殊兴趣是对一个我在道德上厌恶的人或运动的反常迷恋。比如，有人可能会觉得，连续几小时阅读"反对跨性别"主题的博客会令人不安，但我发现，研究这些主题会让我变得强大，还可以增长见闻。

自闭症患者发现，花时间学习特殊兴趣是恢复活力和刺激的一种方式。在针对自闭症成人生活的研究中，特殊兴趣的培养与主观幸福感呈正相关。当我们开始欣赏我们的过度迷恋时，我们会感到更快乐，对生活更满意。但长期以来，神经典型研究人员将特殊兴趣视为"正常"生活的障碍。美国律师协会的治疗师会因为自闭症儿童谈论他们的特殊兴趣而惩罚他们。当兴趣话题出现时，治疗师会转移他们的注意力和情感归属。这样可以训练自闭症儿童隐藏他们内心深处的快乐，避免触发他们心中澎湃的激情。

因为自闭症儿童谈论他们的特殊兴趣而惩罚他们，也许是ABA疗法中最武断、最残忍的手段之一。大多数孩子在某一方面有着狂热的兴趣，而对成人来说，拥有强烈的激情可以给生活带来很多意义和快乐，以及与志同道合的人联系的机会。然而，ABA疗法的根源在于强化最狭隘的社会标准，并将其强加给自闭症儿童，希望高度的从众心理会让他们保持"安全"。在社会上，对电子游戏、漫画书或野生动物过于热情，往往会被视为幼稚或拘泥，因此，人们期望自闭症儿童隐藏他们的热情。

有趣的是，只有当某个兴趣有点太"奇怪"，而且没有机会获得很大的成就或赚很多的钱时，成人才会因为拥有一种强迫性的兴趣而感到羞耻。那些每周例行完成80小时工作的人，不会因为强迫或过度关注而受到惩罚；他们会因为勤奋而受到赞扬。如果一个成人下班后用晚上的时间来学习编程或制作珠宝，并在手工艺品交易网站易集（Etsy）上出售，那么他们会被视为有进取心的人。但是，如果有人把自己的空闲时间花在一些能给他们带来快乐但不会给任何人带来经济利益的事情上，就会被视为无聊或尴尬，甚至是自私。在这个例子中，很明显，对自闭症儿童施加的惩罚规则反映了一个更广泛的社会问题：快乐和非生产性的嬉戏时间不受重视，当有人对"错误"的事情充满激情时，这种激情就会被阻止，因为它会分散人们对工作和其他"受人尊敬的"

责任的注意力。

防止自闭症儿童享受他们的特殊兴趣，这样做的心理健康成本巨大。拥有培养和表达特殊兴趣的自由，与改善社交、情感甚至精细运动的发展有关。泰蒂（Teti）及其同事（2016）对自闭症青年进行的一项调查发现，许多人利用他们的特殊兴趣来培养情感意识技能和应对策略。这经常发生在粉丝地盘和怪人社区，在那里，有着共同特殊兴趣的神经多样性者找到彼此，参加社交活动，有时还会摘下自闭症面具。2012年，在一项关于网络习惯的研究中，研究员约翰逊（Johnson）和考德威尔－哈里斯（Caldwell-Harris）发现，与非自闭症的同龄人相比，自闭症成人实际上有着更加丰富多彩的兴趣，并且与神经正常者相比，他们在社交媒体上发布的关于自己兴趣的帖子要多得多，而这些帖子旨在引发对话。自闭症患者也是大多数以共同爱好为中心的趣味习俗的基本载体——他们投入大量的精力寻找和创造空间，在那里，他们可以与分享自己兴趣的人互动，在这样的怪人社区和粉丝空间，社会规范往往更加宽容和放松。事实证明，特殊的兴趣有助于他们变得更外向、更全面。

2020年，自闭症自我倡导者泽西·诺厄（Jersey Noah）开发了"特殊兴趣周"，这是一系列为期一周的反思提示，发布在社交媒体上，旨在帮助自闭症患者反思和分享给他们带来快乐的事情。自闭症患者在网上发表的很多文章都集中于他们被排斥和被误解的沮丧体验。网络常常期望自闭症成人教育非自闭症者，让他们了解自闭症患者的神经类型到底是什么样的，并揭穿自闭症患者一生中被动吸收（并投射到自闭症患者身上）的所有错误信息。泽西设立"特殊兴趣周"是为了让自闭症患者从沉重的教育和情感提升中喘口气。从本质上讲，他们是在创造一种"抗ABA"疗法，鼓励神经多样性者随心所欲地大声倾诉自己的强迫症问题，而不用担心神经正常者的期望或需求。

当泽西为"特殊兴趣周"设计提示时，我和其他几位自闭症创作者都咨询了他们，包括马特·阿伯雷（Matt Haberer）和布朗迪·阿伯雷（Brandy Haberer），他们是残障主题播客《慢性病夫妇》（the Chronic Couple）的主持人。2020年10月，第一个"特殊兴趣周"在照片墙社交平台上发布，并附带了"自闭症患者快乐"的标签。数百名自闭症患者参与其中，上传了他们收集的帽子照片、电子游戏成绩的电子表格和自制的串珠耳环。阅读这些故事，并分享自闭症患者的过度迷恋如何让生活变得更美好的历程，也是一种宣泄。

以下是泽西·诺厄"特殊兴趣周"提示的改编版本，你可以私下使用，也可以在博客或社交媒体平台上使用，并反思你的激情带给你的人生意义。

反思你的特殊兴趣，可能会让你感到兴奋、充满力量或满怀希望，就像希瑟·R.摩根的关键时刻练习（本书序言中的练习）一样。伪装是一种让自己沉默的做法，让神经正常者的期望支配我们的行动，而不取决于我们的核心个人价值观。但是，当我们深入接触让我们感到快乐、兴奋和充满活力的东西时，我们就能确定我们到底是什么样的人，以及我们的生活应该是什么样子。在下一节中，我们将从之前的练习中重新审视我们的关键时刻，看看这些时刻对我们的真实自我和我们最看重的东西有什么启示。

特别兴趣周

帮助你重新认识自闭症患者快乐的七个提示

说明：连续一周，每天抽出一些时间来思考其中的一个小提示。在回答问题时，你可以涂鸦，也可以写下主题，甚至粘贴与特殊兴趣相关的照片，或许你还希望找到这些特殊兴趣的案例提示。例如，试着听听你曾经喜欢的唱片，或者整理一个旧抽屉的收藏品。只要可以帮你产生强大的"自闭症式的快乐感"就好！

第一天
你最古老的特殊兴趣

第二天
你最近的特别兴趣

第三天
随着时间的推移而改变或成长的特殊兴趣

第四天
你收集的特殊兴趣

第五天
对你的生活影响最大的特殊兴趣

第六天
你和某人共有的特殊兴趣

第七天
拥抱和庆祝特殊兴趣的一天。你的特殊兴趣给你的生活带来了什么积极的东西？

重新发现你的价值观

希瑟·R.摩根说:"自闭症患者吸收了很多信息,这些信息告诉我们,哦,这是不被允许的,我永远不够好,规则对我来说和对其他人来说是不同的。我们可以解构这些信息并扪心自问,对此,我的价值观是怎么说的?"

在很长的一段时间里,希瑟认为别人应该遵守的规则与适用于她的规则根本不同。她试图适应正常人给她画的路线,但她的努力似乎都失败了。她得到的指示与人们实际的(未说出口的)期望不一致。简直让人麻痹。最终,她决定不再关注别人对她的期望,让自己的生活以自己实际的价值观为指导。就在那时,她第一次开发了基于价值观的融洽感练习,现在她已经带领许多自闭症患者通过了这个练习。

在本书的序言中,我鼓励大家完成基于价值观的融洽感练习的第一阶段,在你的生活中唤起你真正感到活着的五个"关键时刻"的记忆。该练习的目标之一是帮助你培养对自己本能和欲望的信任感。与每个关键时刻相关的独特品质和感受也可以帮助你弄清楚你生命中最珍视的是什么。为了挖掘价值观,你可以回顾这些记忆,并试着准确地表达为什么每一段回忆都如此特别。

"一旦你讲完这五个故事,"希瑟·R.摩根写道,"回头去寻找描述每个故事的关键词。大多数故事至少会有两三个关键词,有些关键词还会在故事之间重复。"

例如,假设你脑海中出现的一个关键时刻是你的婚礼现场。那一天最让人心酸的是什么?是被你爱的人包围吗?这是你对伴侣的感觉吗?你喜欢这种关注吗?你会庆祝吗?试着寻找那段时间里引人注目的事情，然后不加评判地去照做。请注意在多个记忆中出现多次的单词。试着进一步深挖一下，使用基于价值观的词语（如联系、家庭、创造力或慷慨）来描述这些特殊的经历。

基于价值观的融合过程：识别你的价值观

说明：要完成这个活动，你需要参考本书序言中完成的关键时刻练习（参见序言）。

回顾这些记忆，试着列出描述每个时刻的关键词，以及为什么该词对你来说意义重大。大多数故事至少会有两三个关键词，有些关键词还会在故事之间重复。随意列出你喜欢的单词，直到你找到可以真正打动你的单词。

时刻1　描述这一特殊时刻的关键词：＿＿＿＿＿＿＿＿＿＿＿

时刻2　描述这一特殊时刻的关键词：＿＿＿＿＿＿＿＿＿＿＿

时刻3　描述这一特殊时刻的关键词：＿＿＿＿＿＿＿＿＿＿＿

时刻4　描述这一特殊时刻的关键词：＿＿＿＿＿＿＿＿＿＿＿

时刻5　描述这一特殊时刻的关键词：＿＿＿＿＿＿＿＿＿＿＿

找一找，你在上面列出的单词中，哪些是最重要的或最能引起共鸣的？看一看，有没有单词可以组合在一起？或者是不是有个单词可以概括你的想法？

你可以列出关键词并尝试将它们组合在一起：

＿＿＿＿＿＿＿＿＿＿＿＿＿＿＿＿＿＿＿＿＿＿＿＿＿＿＿

＿＿＿＿＿＿＿＿＿＿＿＿＿＿＿＿＿＿＿＿＿＿＿＿＿＿＿

＿＿＿＿＿＿＿＿＿＿＿＿＿＿＿＿＿＿＿＿＿＿＿＿＿＿＿

＿＿＿＿＿＿＿＿＿＿＿＿＿＿＿＿＿＿＿＿＿＿＿＿＿＿＿

＿＿＿＿＿＿＿＿＿＿＿＿＿＿＿＿＿＿＿＿＿＿＿＿＿＿＿

　　我们的关键记忆和我们用来描述往事的词语，可以帮助我们理解对我们来说最重要的东西，并在我们目前的生活方式和我们想要建立的生活之间提供有价值的对比。

　　为了说明这个过程并从中得出结论，我将会讲述我自己的关键时刻。2019年夏天，我正穿过瑞格维尔走在回家的路上。瑞格维尔是芝加哥一个体育酒吧密集的街区，围绕着小熊队的瑞格里球场。当时正是酒吧狂欢的夜晚，很多醉酒者都在"串酒吧"。当我走过一条安静的小街时，我看到一个女人从一个酩酊大醉的、摇摇晃晃的醉汉身边走开了。她不停地点头微笑，但又想离开，似乎很不自在。那个男人一直跌跌撞撞地朝她走来，大声叫着要她小心。我决定停下手头的工作，跟着那两个人在街上走。我看了一会儿，那个女人试图和那个男人保持距离，而那个男人总是高高在上地问她问题。她的举动是安抚和挣脱。他不停地搂住她的肩膀，她不停地从他身下滑出来。过了一会儿，我看到那个男人更进一步，把手放在了那个女人的下身。她紧张起来。他的手往下摸着她的牛仔裤。我的直觉告诉我，情况不妙。

　　"别烦她，伙计，让她走吧。"我一边喊一边冲到他们跟前。那个男人僵住了。他回过头来看着我，眼神迷离，说话慢慢吞吞："我们很好。"

　　"你不能再碰她了。"我用一种低沉而权威的声音说着。我把我的身体挡在她和他之间，"你就在这儿陪着我，等她走了再说。"

　　他对我做了个鬼脸，声音含糊地说："你离我们远点。"

　　"不，老兄。你离她远点儿。你要留在这里，和我在一起，直到她走远。"

　　他明显很生气，有那么一瞬间，我以为我要挨揍了。然而，我并不害怕。我觉得一切尽在掌握之中。我继续命令他待在原地，并将我的嗓门扯到了最高，这样，邻居们就能听到了。那家伙肯定很生气，但他还是站在我旁边，盯着我，凶狠地摇晃着，直到那个女人回到半个街区外的公寓，关上门，把自己锁在了门内。

我看到那个女人已经安全了，就对面前的男人说："滚开，你走另一条路。"我一直待在那里，直到他走远了。

在我生命中的大部分时间里，我都缺乏勇气和明确的目标。我犹豫着，怀疑自己，担心自己会让别人难堪。我经常告诉自己，我误读了我所处的环境，或者我没有能力解决周围的不公正现象。我也倾向于把自己的幸福摆在别人的幸福之前，因为我认为别人不会重视我。这样，我没有任何怀疑或怯懦的负担。我立志为正确的事情挺身而出，尽管这样做很"尴尬"，也可能会让我受伤。我做了一个判断，我用自己的自闭和傲慢来掌控局面。

当我把那个坚强的、自信的自己与面具之后的那个紧张的、微笑着的、矜持到犯错的自己进行对比时，我能准确地看到我的价值观在哪里，以及我的面具如何阻碍我做真实的自己。当我被"怪异"或"粗鲁"的恐惧驱使时，我让别人和自己都失望了。当我只关注保护自己的时候，我忘记了我是多么的强大，忘记了关心别人的感觉是多么的美好。那次经历告诉我，我更看重保护他人、坚持原则和勇敢，而不是随大流或默默无闻，但我经常忍不住屈从于这些欲望。当我倾听我的价值观时，我的生活更充实，更有意义。我觉得自己更有力量，更少被困住。这段记忆也向我说明，是我的自闭症，而不是我的自闭症面具，帮助我按照我的信念生活。我能够介入并帮助那个女人，是因为我愿意让情况变得"尴尬"，而且我在面对攻击和恐吓时足够固执和坚强地坚持自己的立场。这些特质有时可能会让我给神经正常者带来不便，但有时"挡道"正是我应该做的事情。

感谢疾病，感恩过去

本章一直在告诉我们要重新思考我们对自闭症和我们自己的不公平看法。这可能是一个激励的过程，但也伴随着一些忧郁的情绪。你可能会发现自己回想起那些"浪费"在蒙面伪装上的岁月，后悔自己如何任由羞耻感和社会评判来影响你。为了帮助你克服这些挑战性的感觉，你有必要用你自己的方式去表达一点自我感激之情，并评估自闭症已经对你的生活产生的积极影响。在神经正常者的世界里，自闭症往往是一种精神创伤，被迫戴上面具本质上是一种社会驱动的虐待经历。虽然有时你可能期待生活不一样或者你希望自己没有遭受痛苦，但你的残疾不能为已经发生的事情负责，你也不能。

这是一个影响深远、存在了几个世纪的不公正体系，让你陷入了如此艰难的境地。即使知道这一点，你也可能会对目前的生活方式感到非常后悔。但心理学研究表明，对过去的、从创伤中幸存下来的自己表示感激，是一种强大的治愈手段。

很多时候，那些以不完美的方式应对创伤的人会经历自我的"碎片化"。他们把不同的感觉和行为看作自己的不同部分，而不是他们可以理解和控制的一个整体。他们在学校里表现出来的样子可能与他们在家里假扮的样子不一致。他们为了维持在一起的校园生活，可能需要制造一个复杂的社会假象作为装饰，就像挂毯美化墙壁一样。我们很容易为自己的应对方式感到羞愧，但向过去的自己表达感激之情，并盘点你的自闭症（也许你会努力隐藏）塑造生活的方式，可能会帮助你感觉更统一，也更能使你接受事物本来的样子。

我的朋友詹姆斯·芬恩（James Finn）是一位小说家，曾是艾滋病联合力量协会的活跃分子，已经退休的美国空军国防分析师。在58年的生命中，他扮演过很多角色，所有这些角色都很适合他那专注的、观察敏锐的自闭症天性。他在十年前才被诊断为自闭症患者，所以，在他生命的大部分时间里，他都不知道自己为什么如此擅长浏览事实，并开发出有助于整理事实的系统，也不知道为什么他能像海绵一样吸收新的语言。他只是自然地被工作吸引，这让他有足够的时间独自坐着并处理信息。

他告诉我："空军部可能会出去招募自闭症分析师。我的意思是，即使没有，也应该有此打算。我可以处理和研究数据集，建立联系，就住在我的办公室里，这太棒了。如果不是有一年联邦调查局来随机测谎，而我不得不谎称自己是同性恋，我可能还会留在军队里。"

20世纪80年代，詹姆斯离开空军后，在联合国找到了一份翻译工作。随着艾滋病危机的加剧，他加入了一家艾滋病服务机构，在那里，他帮助了酷儿人群。他住在纽约，一直高度参与艾滋病联合力量协会的活动，直到20世纪90年代末，抗击艾滋病的斗争终于开始变得不那么黯淡了。詹姆斯从纽约搬到了蒙特利尔，和一位男性朋友住在一起，并开始从事销售工作。他在休息时间学习法语，着魔似的在笔记本上写作和重写译文。

詹姆斯说："实际上，这是我的治疗师认为我可能患有自闭症的原因之一。我有五本笔记本，一面写满了法语短语，另一面用三种不同的方式翻译成英语。我把这些告诉了我的治疗师，他看了我一眼，扬起眉毛，好像在说：抱歉，你在说什么？"

此后，詹姆斯很快接受了评估，并被确诊患有自闭症。他之前48年的生活瞬间变得有意义了。在销售工作期间，詹姆斯过去常常花几小时打印虚构的对话文本，设想每一种可能的销售对话场景。这样，无论别人说什么，他都准备好了回应的方式。今天，他的小说读者告诉他，他在写对话方面非常出色，而且真的能理解别人的说话方式和感受。但这些内容并不是他轻易想出来的。它们是他花了数千小时分析和理解的产物。

"在我的一生中，自闭症给我带来了很多挑战，很多时候我不喜欢它，"詹姆斯说，"但如果没有它，我就不会成为艾滋病服务机构的经理。我就不会写小说了。我就不会学法语了。所以，即使有时我感到孤独，即使有时我觉得人们误判了我，但这一切都是值得的。"

我经常听到自闭症患者表达这样的想法，尤其是那些与其他神经多样性者一起找到归属的人，他们有时间与自己的真实身份和平相处。他们在意识到自己有隐性残疾的最初震惊之后，通常会迎来接纳和宽慰的浪潮。

在自闭症患者自我宣传的圈子里，"我们是否应该服用一种神奇的药物来治愈自闭症"的问题经常出现。社会中的绝大多数自闭症患者都拒绝接受这个问题，因为自闭症是他们的一个核心部分，不可能与他们的个性、天赋、偏好和总体观点分开。没有它，他们就不是现在的他们了。自闭症从根本上塑造了詹姆斯·芬恩的生活、他的事业、他的住处、他的人际关系、他的激情，以及他的同性恋身份。如果詹姆斯·芬恩没有这些特点，我们很难想象，他还能被我们认出来。

就我而言，我知道，如果没有自闭症，我不可能在25岁时获得博士学位；我不可能记住成千上万的歌词，不可能和几十个有着怪癖的人交朋友，也不可能写出像我现在这样多的单词。如果不是自闭症让我难以开车，我可能不会搬到芝加哥。我可能会选择住在一个没有公共交通的城市，也不会遇到我十多年来的伴侣。我是谁的每一个方面都与其他方面紧密地交织在一起，在美好的日子里，我爱我自己，几乎对每一个人都心存感激。

作为本章的结语，我想请大家反思一下自闭症已经给你的生活带来的有意义的事情。这些积极反应并不一定要以神经正常者的标准来衡量。大多数人都不是天才，我们的价值不应该用我们达到传统成功标准的能力来衡量。这里真正重要的是关注神经多样性是如何给你的生活带来快乐、联系和意义的。自闭症是无法"治愈"的，而在自闭症自我倡导团体中的大多数人，最终将这一事实视为一种祝福，因为自闭症是他们存在的核心，是他们成为优秀的人不可或缺的一部分。

多亏了自闭症的高度专注力，我学会了以下技巧：

由于我的特殊兴趣，我学到了很多关于这些主题的知识：

如果没有自闭症，我永远不会认识这些对我很重要的人：

如果没有自闭症，我永远不会有这些经历：

如果没有自闭症，我就不会有这些令人敬畏的性格特征：

_____

自闭症患者的生活很艰难，但我在这些方面有了承受力：

_____

自我污名是一个骗子；你不害羞，"太像"个婴儿或者冷血的变态。你是一个被边缘化的人，拥有许多美丽而独特的品质。你的需求是不涉及价值判断的，你的情绪是值得回应的有益信号，你不必为此感到羞愧。自闭症一直是你生活中强大的推动力，通常是朝着更好的方向发展，即使你不知道它的存在也无妨。既然你知道它在那里，你就可以努力接受和爱那个面具之后的你自己，并练习与世界分享那个版本的你。摘下面具并不是产生于信心爆棚的瞬间；这是一个逐渐放松你的压抑、相信你的感觉、放弃不再适合你的补偿策略的过程。在下一章中，我们将探讨减少伪装和补偿的方法，拒绝神经典型的期望，构建（而不是淡化）一种以你的神经类型为中心的生活方式。

第六章
Chapter 06

陷入自闭人生

"去年，我失去了1万多名粉丝。我想，那是因为我已经不再是一个有抱负的自己，现在我只是在做我想做的事。"

莫雷亚·西尔（Moorea Seal）是一位来自西雅图的作家和企业家，多年来她一直是数字策展人。她最为人所知的身份是"52个清单"系列畅销书的作者。这套书围绕一个特定的话题或主题提供了一年的每周写作提示，包括《52个幸福清单》（*52 Lists for Happiness*）、《52个勇敢清单》（*52 Lists for Bravery*）、《52个团聚清单》（*52 Lists for Togetherness*），还有品牌规划、明信片和待办事项清单。每本书都设计精美，既舒缓又刺激，图片以大地色调和植物照片为背景。这些温馨提示广泛有用，但也反映了莫雷亚多年来的心理健康和自我探索之旅。

莫雷亚以前在西雅图开的那家店也差不多是这样的：一个精心布置的、诱人的空间，摆满了时尚的连衣裙、珠宝、包包和高跟鞋，还有矗立在点缀着白色几何图案的光滑盘子里的球形仙人掌。莫雷亚首先在缤趣（Pinterest）图片社交分享网站上成名，因为她有一种将视觉元素组合在一起的超凡才能。她的眼光和品位也让她在照片墙社交平台上大获成功。莫雷亚的数字品牌变得如此知名，以至于粉丝们开始寻找她的商店，她以自己的名字命名，这样该店就有了可识别的品牌。在几年的时间里，莫雷亚成了一个非常成功的作家、小企业主和有影响力的人物。她参加会议，与大品牌进行商务会谈。她与盖璞（GAP）和诺德斯特龙（Nordstrom）签约，还被艾米·波勒（Amy Poehler）主持的《聪明女孩》（*Smart Girls*）等栏目报道过。莫雷亚作为一名未被确诊的自闭症患者，她带着一副圆滑的、女性美的"面具"度过了这一切。她的名气越大，就越让人觉得约束。

她告诉我："我承受了很大的压力，要做代言人，要穿特定的衣服，要表演莫雷亚。我想成为莫雷亚。我想做我自己。我不想一直戴着面具生活。"

在事业最成功的时候，莫雷亚的婚姻并不美满，她开始质疑自己的性取向。经营一家公司和为自己的公司代言，这种持续的磨炼使她精疲力竭。她开始变得诚惶诚恐。她不顾一切地自我保护，拒绝正在经历的超负荷的影响，由于会议频繁和高压相伴，她的大脑终于崩溃了。

"你懂的，在会议上，我的商业伙伴会对我大喊大叫。比如，他们说：'莫雷亚，注意了。现在做这件事已经晚了。'我就会开始号啕大哭，然后他们就会说我在操纵情绪。而我已经不知道该说什么了。"

莫雷亚一直觉得，在她内心那个"怪异"的自我和人们期望她成为的那个迷人且优雅的女人之间，存在一种紧张感。她是

LGBTQ人群直言不讳的盟友，但不承认自己的酷儿身份。在专业方面，人们重视她的思想以及她能创造的独特图像，但他们不希望她通过发布自己的政治观点挑战极限。她遵守规则，试图在做自己和成为有影响力的人之间取得适当的平衡，但这让她陷入了一种可怕的、不真实的、令人筋疲力尽的境地。

所以，莫雷亚开始放手了。她关闭了自己的商店，并将合作伙伴减少到只有几个关键的合作者。她和丈夫分居了，她出柜了。她开始打拳击，肌肉越来越发达，也开始更多地穿宽松的男性服装。在照片墙上，她的粉丝数量下降了。她开始发布关于"黑色人种的命也是命"、她与抑郁症的斗争以及她的酷儿身份的帖子，导致更多的粉丝消失了。然而，许多喜欢莫雷亚旧品牌的白种人直女被真实的她吸引了。

莫雷亚越是拥抱真实的自己，她失去的就越多。但我并不觉得这是损失。她对自己的真实身份有了更深刻的认识。新冠疫情暴发几个月后，莫雷亚的一位朋友建议她接受自闭症评估。此后，她很快就得到了诊断。

"那一刻我很开心，"她告诉我，"我只是，啊……那可以理解。"

莫雷亚的故事与我们目前听到的有些不同。几个月前，她还没弄清楚自闭症面具从何而来的时候，就开始卸下了伪装。莫雷亚生活中的不和谐是如此明显，她不需要自闭症诊断书来告诫她，事情是不可持续的、需要改变的。在一个超级女性化的、墨守成规的行业里，做一个同性恋、雌雄同体的影响者，显然是站不住脚的。莫雷亚一旦意识到这一点并开始摆脱现状，脱下面具的她就开始光芒四射。当她发现自己患有自闭症时，她并没有感到震惊或尴尬。她一直有自闭症的朋友，也有智障的朋友，所以，从很多方面来说，得知病情的她就像回家一样自如。当莫雷亚在的照片墙上公开自己是自闭症患者时，任何她想要疏远的人都已经离开了。

她说："我将继续对自己敞开心扉。人们会以自己选择的方式做出回应。"

在过去的几年里，莫雷亚经历了很多变化，有时会让她的情绪摇摇欲坠。但她以全然接受的态度和自我信任来应对这些变化。她知道自闭症在她的生活中一直是一种积极的力量，她该专注于哪种生活，她要倾听自己的声音，这对她来说是充实的、可持续的。我认为，最终，这是每个蒙面自闭症患者都应该追求的目标。要足够信任自己，无条件地接受自己，这样，我们才能接受真实生活中有时会出现的拒绝和损失。我们不可能取悦每一个人。摘下自闭症面具，意味着我们不再试图成为一个吸引眼球的"品牌"。

多年来，莫雷亚一直在漂亮地掩饰和补偿她的自闭症。但在某种程度上，她明白了，按照自己的方式生活比迎合大众更好。在我采访她的时候，她住在她姐姐家的客房里，按照自己的时间表工作。她一整天都有很多时间和姐姐家蹒跚学步的孩子一起玩。她通过散步和洗澡恢复体力。几个月后，她搬进了一个便宜但舒适的微型公寓，并进一步简化了基本生活。她仍然从事创造性的、策展性的工作，但她已经学会了放下很多事情。这种生活不像莫雷亚以前的生活那样快节奏和以成就为导向。但她做了更真实的自己。

在本章中，我们将看看一些基于证据的、自闭症患者可以围绕自身优势和价值观以及需求来建立的生活方式。我们还将听到几位自闭症教练、活动家和心理健康医生的意见，他们设计了适应神经多样性者的身心训练方法，更多地了解像莫雷亚这样的人，关于家庭、事业或生活"应该"是什么样子的问题，他们不再默认神经正常者的剧本。回想一下，面具掩饰包括伪装和补偿。这是一个复杂的系统，包括行为、表现甚至是人生决策。因此，揭开自闭症面具的作用远不止于降低抑制感。它意味着重新思考我们生活的整个形态。当我们相信自己并接触到自己的价值观时，从我们的穿着到我们如何布置家，再到我们如何看待时间本身，一切都可能改变。

设计师的发散性思维

玛尔塔·罗斯（Marta Rose）是一名教育工作者和自闭症同伴咨询师，她定期在网上以 @divergent_design_studios 的名字写作。她的一些最具开创性的作品是围绕发散性思维而设计的——自闭症患者居住的物理空间应该优先考虑其感官健康，并与其实际的生活模式一起工作。

"当设计一个室内空间时，"玛尔塔写道，"我要为你实际的生活方式而设计，而不是为你期望的生活方式而设计……你的空间必须被设计成适应你生活的现实，没有羞耻或评判。"

在遵循这一原则（并指导其他自闭症患者遵循这一原则）之前，玛尔塔经常因为一些事情而自责。比如，在一天结束的时候，把衣服堆在地板上。她在衣橱旁边放了一个篮子，这样更容易整理，但一天下来，她总是筋疲力尽，无法区分哪些衣服很干净，可以收起来，哪些衣服需要清洗。她的餐桌上堆满了垃圾，她责备自己，在和家人一起用餐时，这个桌子从来没有派上用场。她的家居设计很有抱负，但一点也不实用。

她解释说："我的新计划是在我床边的墙上钉一些挂钩，这样我就不用再多走一步来挂那些还没脏的衣服。"脏衣服可以放进脏衣篮或者直接扔在地板上，稍后再收起来。这种方法使玛尔塔的房间井然有序，但她不会因为没有把东西保持得井井有条和干干净净而给自己施加压力。

玛丽亚（Mariah）是一名设计师，她最近发现自己患有自闭症。她说，重新设计自己的家和工作空间是她摘下自闭症面具的基本步骤。

"我白天是一名设计师，所以我学到了很多'设计规则'，但在考虑我的办公桌设置时，我真的打破了很多规则，"她说，"在家工作让我能够以许多人甚至看不到的方式揭露自己。但我正在摘下自己的面具，这让我感觉非常自由。"

玛丽亚把感知工具和自我护理工具放在桌子旁边的一个盒子里，这样她就可以在需要的时候伸手去拿。她是个烦躁不安的人，她的桌子下面放着一个按摩轮，这样她就可以随时按摩脚了。她戴着工业强度的降噪耳机（园艺师用的那种），把闪闪发光的塑料玩具棒放在触手可及的地方。她的办公桌布局看起来并不像一个精心设计的空间"应该"的样子。她按照自己的规则生活，产生了巨大的积极影响。她不断地做出调整，寻找让自己更舒适的新方法。

"一切都感觉不一样了，这样真的可以影响一切。就像我的身体被遮蔽了一样！"她说着。现在，她的日常环境与她的身体相配合，而不是相对抗，她感到了身心自由。

玛尔塔·罗斯写道，设计师的发散性思维应该尊重自闭症患者与物体之间的独特关系。我们中的一些人对视觉混乱感到非常紧张，因为它会产生感官上的"噪声"，这意味着，装饰家居和保持井井有条的布局，对我们来说是非常具有挑战性的。如果有什么新东西进入我的公寓，我马上就会注意到，这让我心烦意乱。有时我会一时冲动把必要的东西扔掉，因为看着它们让我感到压力很大。有一次，一所大学寄给我一个巨大的录音工具，为一场虚拟活动做准备。这把我吓坏了，我差点把盒子还给联合包裹（UPS）快递公司，谎称它在邮寄过程中丢失了。我就是这么想把它赶出我的房子。我不得不绕开这个触发因素。例如，当我帮忙组织一次跨性别服装交换活动时，我让一个朋友保管所有捐赠的衣服。我知道，如果我的公寓里有一堆装衣服的垃圾袋，我可能会在某个晚上冲动地把它们扔掉。

实验研究表明，许多自闭症患者在忽视视觉"噪声"方面有困难，以至于真的扰乱了他们的思维过程。杂乱的东西会侵蚀他们的注意力，使他们难以清晰思考或调节自己的情绪。一项针对自闭症学童的研究发现，许多自闭症学童在教室里很难集中注意力，因为教室的墙上贴满了让人分心的鲜艳海报，架子上堆满了图书和玩具。大多数的儿童空间都非常充实和明亮，这对自闭症儿童的处理能力产生很多负面影响。难怪莫雷亚·西尔以简约、时尚的审美而闻名。许多神经多样性者渴望空闲甚至是简朴的环境。它不需要跟踪，不需要每周清理，搬家时也不需要打包。它也非常流行：极简主义的设计，胶囊衣橱，扔掉那些导致混乱和不能"激发快乐"的东西（像《怦然心动的人生整理魔法》一书的作者近藤麻理惠一样），近年来都变得非常流行，因为这在视觉上非常舒缓和实用。

但是，并不是所有的自闭症患者都适合简约主义。

玛尔塔·罗斯观察到，对自闭症患者来说，物品有着非常重要的意义，所以整理我们的生活空间和扔掉东西是非常困难的。我们中的许多人都认同我们所爱的东西，甚至对它们有一定程度的共鸣，就好像它们是活的一样。心理学家称这种现象为"物体拟人化"，与神经正常者人群相比，自闭症患者表现出这种现象的概率更高。与人相比，自闭症患者也更容易与动物建立情感联系，这也会影响他们安排家庭环境的方式。

自闭症患者经常依赖所爱的事物来提供一致性、亲近感和情感基础。清理和处理不必要的东西会让他们中的许多人产生决策疲劳，因为他们必须非常努力地思考为什么他们可能想要保留一些东西，并设想出每一个可能派上用场的场景。他们还必须在这个过程中与社交程序作斗争：我真的想扔掉我的人偶收藏吗？或者说，我只是觉得这样做会让我看起来更成熟？

我从来不穿这双靴子，是因为它们太花哨、太不实用，还是因为它们被堆在一堆T恤下面，我都忘了它们的存在？

为了应对这些相互竞争的需求，玛尔塔·罗斯提出了一些建议。首先，你可以展示一个物品，该物品代表一大堆类似的、不便展示的大物件。例如，如果你有几十个可收藏的玩具，你可以把你目前最喜欢的玩具放在一个架子上，把剩下的都收藏起来。每周或每月选择一种"特色"玩具，这本身就是一种有趣的方式，你可以浏览所有的藏品并表达自己的感受。你也可以给这些物品拍照、归类，然后扔掉一些实物。有时，旧的垃圾可以被重新利用：旧的化妆品和珠宝可以用来制作视觉艺术；有洞的T恤可以缝在一起，做成被子。这通常会缓解你抛弃一个心爱的、无生命的"朋友"的痛苦，因为它会成为你会使用和珍惜的其他东西的一部分。

如果你想保留整个系列的藏品，但你发现，每天观看它们会分散你的注意力，你可以在架子上挂一个窗帘，或者把这些东西放进封闭的箱子里。玛尔塔还建议自闭症患者考虑雇人打扫卫生，以保持空间干净。雇用一名房屋清洁工，可以为你提供所需的专用空间，尽管玛尔塔观察到许多自闭症患者（尤其是女性）一开始对寻求帮助感到羞耻。此外，一些自闭症患者可能会因为一个陌生人在家里重新整理或清理他们的东西而感到焦虑或情绪失调，或者他们可能需要以一种非常特殊的方式完成清洁任务，而男性老龄化可能会让每个人都感到沮丧。对许多自闭症患者来说，定期进行房屋清洁，可能是一个遥不可及的奢望。有些人寻求朋友或恋人的帮助，或者在当地交换局和市场群组中交易技能，最后找到了变通的办法。我认识一个自闭症患者，她喜欢整理房间，觉得清洁的环境很舒服，她还免费为其他残疾人整理房间，或者换取她需要的用品或家常菜。

阿尔及德拉（Algedra）设计工作室是一家总部位于迪拜的室内设计公司，该公司咨询了自闭症患者和家庭，开发了一些"发散性思维"设计的最佳实践。根据我们迄今为止所回顾的所有研究，他们的建议并不令人惊讶：坚持使用干净的线条和柔和的颜色。比如，柔和的粉彩和大地色；避免醒目的图案、明亮的灯光或华丽的细节。如果你的自我刺激方式可能会造成身体伤害（如摆动手臂），那就避免使用棱角锐利的家具。如果你的身体渴望运动，你可以躺在柔软的垫子上。阿尔及德拉设计工作室还建议使用绝缘材料、地毯和装饰性隔音板，以一种不引人注目的方式抑制噪声。

当然，这些原则并不适用于所有人。自闭症患者的需求和偏好呈现了难以置信的多样化，正如我们在本书中已经讨论过的那样。在一个人的生活环境中摘下自闭症面具，首先意味着脱离对这个人"应该"如何生活的期望。一些自闭症患者是感官寻求者，他们渴望大胆、明亮的灯光或大量的声音，他们的家居环境反映了这一点。尊重刺激和兴奋的需求，与提供安静和宁静的环境同样重要，所以，对一些自闭症患者来说，家居的开放设计可能意味着允许你把自己的空间搞乱，变成你喜欢的样子。克拉拉是皮特·伯恩斯的超级粉丝，她知道，当她被自己最喜欢的唱片、演唱会海报、化妆品和响亮的配饰包围时，她的感觉最好。

"我需要各种色彩和其他东西，还想要一个地方，可以随心所欲地播放我的音乐。"她说道。

这里有一些问题，可以让你反思一下，你需要从家里和工作场所得到什么，以及如何让你自己的环境更积极一点。

"发散性思维"设计的问题：

- 你或你的感知的基础是什么？
- 你喜欢一个简约、空闲的空间，还是一个充满熟悉物品的舒适空间？
- 什么气味能让你放松？什么气味能让你精神振奋？
- 你喜欢昏暗的、彩色的灯光，还是明亮的、白色的灯光？
- 你喜欢把什么东西放在身边？
- 你会为了聚焦而设置背景噪声吗？周围是否有你需要屏蔽的噪声？

> ● 你持有任何物品或家具都是出于"应该"欣赏它们的感知吗？如果你能放弃这些东西，你想用什么来代替它们呢？

玛尔塔·罗斯的"发散性思维"设计方法的核心要素之一是将生活经验视为数据。你将如何使用一个空间（以及你需要一个空间来做什么）的最好预测是你已采取的使用方法。如果你从不在餐厅吃晚餐，也许那个空间可以变成一个游戏室。如果铺一张合身的床单让你倍感沮丧，以至于你从此不愿意叠床单了，那么你可以直接在床垫上铺一张最上层的床单。事实上，纵观历史，大多数人都是这么处理床上用品的！你无须活得像个"体面"的成人。你可以用自己独特的方式做自己的事情，这意味着你可以重新审视你的习惯、生活空间，甚至你对时间的态度。

重新想象成功和时间

"我不明白为什么工作日一定要干满8小时，"苏（Sue）告诉我，"我可以在大约3分钟内完成所有工作。"

苏50岁出头，在科技行业工作。几年前，当她十几岁的儿子接受自闭症评估时，她才发现她自己也患有自闭症。苏与我以前采访过的许多蒙面自闭症患者不同，她认为这不是一个重大启示，只是给了她一个新的词语来解释为什么她觉得其他人如此令人困惑。

她耸耸肩说："我开始明白，神经正常者需要时间来说话、整理文件、一遍又一遍地打开和关闭电子邮件，但实际做的事情并不多。我相信他们中的一些人其实很喜欢整天待在办公室里，他们宁愿花一整天的时间来完成一件事，也不愿保持低调，静静地完成任务。"

苏已经能够围绕这样一个事实来塑造她的生活：她非常有效率，对那些她认为是浪费时间的活动没有什么耐心。

"我通常在午餐时间左右完成一天的工作任务，然后去跑腿和锻炼。到了晚上，我又准备好开始工作了，所以我处理了一大堆邮件或其他事情。我的同事总是一觉醒来就会收到我发来的一大堆散漫的信息，上面写着我需要解决的问题。"

多年前，苏的经理了解到，如果允许她灵活办公，公司就可以受益于她那卓越的生产力和一丝不苟的精神。正如我们在这本书中反复讨论的那样，相关研究表明，自闭症患者比正常人更关注小细节，尤其是当他们有认知能力这样做的时候，这可能会给职场带来真正的好处。许多科技公司积极招聘自闭症员工，因为他们以工作认真周到而著称。然而，这可能会创造一种剥削性的职场文化，在这种文化中，自闭症患者的残疾只有在为别人创造利润时才受到重视。这是一种高度条件化的接受形式，只适用于那些明显"高功能"的自闭症患者，以及那些愿意用生产力来定义自己生活的自闭症患者。然而，科技行业确实是一个更容易接受直率态度或社交尴尬的地方，在苏的案例中，这是一个很好的选择。她很欣赏在工作中可以做真实的、率直的自己。

"我对效率低下或马虎的工作没有太多耐心，"她说，"也不愿意被迫去做毫无意义的忙碌工作。令人意想不到的结果是，当你和我一起工作时，你知道我在提高标准。"

自闭症患者的时间表和工作习惯挑战了主流的、神经正常者的、一刀切的时间观念。像苏一样，许多自闭症患者都能在一次高度集中的爆发中完成大量的工作，不过，通常他们需要更多的休息和恢复来维持这样的努力。平均而言，自闭症成人的睡眠周期与正常人的昼夜节律也不同，他们中的许多人都有睡眠障碍。他们可能比别人需要更多睡眠的一个原因是他们在这个世界上活得很累。感官超载、社交压力和戴着面具生活的紧张节奏，都会极大地消耗他们的能量。这意味着他们中的许多人都不适合朝九晚五的工作，需要调整到其他时间。

当然，行业组织研究表明，实际上很少有人能在严格的8小时工作环境中茁壮成长，残疾人如此，正常人也一样。大多数人每天只有大约4小时的时间能够真正集中注意力，并做到"富有成效"。长时间的工作和长时间的通勤会侵蚀一个人的生活满意度、工作满意度以及身心健康度。此外，神经正常者的工作场所的许多特征会让精神病患者和自闭症患者分心和焦虑。在面对明亮的荧光灯或同事刺鼻的古龙水时，非自闭症患者往往会更好地度过不适。如此，承认自闭症员工的需求就是倾听煤矿里的金丝雀：他们的敏感性和需求暴露了许多工作期望是多么的不公平，即使对神经正常者也是如此。

我为这本书采访的许多自闭症患者都是个体经营者、独立承包人，或者就职于一个允许灵活安排时间的领域。患有自闭症的作家兼舞女里斯·派珀（Reese Piper）告诉我，她在俱乐部的工作安排是根据她的精力水平而变化的。有几周，她可以连续工作3次，每次工作10小时；还有几周，她的精力只够工作一次。生意好的时候，里斯一个月只要跳几天的舞，就能赚到足够的钱来支付每月的账单，而且她可以在相对较短的时间内请几天或几周的假。

有时，颠覆神经典型的时间观念意味着在我们的激情中投入更多的精力。自闭症性教育者和研究者史蒂维·兰描述了专注于一项特殊的兴趣本身是如何恢复元气的。

他写道："当我积极地做某件事时，我会把全部注意力都放在上面。在集中精力之后，我需要休息。休息并不总是看起来像放松的沐浴或小睡，而是看起来可能像是让自己沉浸在特殊兴趣的工作中或在屏幕前走神。"

自闭症患者不一定能在休息、工作和娱乐等量分配的合理平衡中茁壮成长。我们中的一些人在高度专注和适时休整的盛衰周期中运作得最好。在我的生活中，有一段时间，除了日常工作，我每周花30小时以上的时间写作和更新博客，我发现这种节奏实在太令人兴奋了。其他时候，我把所有的空闲时间都花在深入阅读随机的帖子和博客上，直到我老眼昏花，感觉这些文字要融化在我的脑壳里。我喜欢每一分钟都这样，我渴望再次投入其中。当我被一种特殊的兴趣所吸引时，我感到充满活力。"工作—生活"平衡和"倦怠"的概念并不总是按照神经正常者可能期望的方式转化为自闭症患者的时间表。例如，在我的生活中，有一段时间，我工作相对较少，但社交活动却很多，这让我感到了强烈的倦怠。

自闭症患者忙于自己的特殊兴趣，是保持心理健康的重要组成部分；临床心理学家梅利斯·阿达伊（Melis Aday）的一项研究发现，自闭症成人培养特殊兴趣与压力管理有关，并且抑郁程度较低。对这些数据的一种解释是，自闭症患者有精力享受自己的特殊兴趣，这是一种减轻焦虑的技巧，而且颇有价值。同样重要的是，自闭症患者也要腾出时间进行重复的、自我刺激的行为，因为多项研究表明，这可以改善他们的心理健康和应对能力。神经正常者的标准并不能解释自闭症患者需要时间来充电、坐立不安、专注于自己喜欢的活动。这可能意味着自闭症患者没有精力或时间以残疾人的速度完成其他任务。

因为自闭症患者的动机水平、兴趣、社会需要和感官需求会发生变化，玛尔塔·罗斯建议我们可以把时间看作一个旋涡，而不是一条直线。我们可以看到，时间是流动的，甚至是折叠的，是一系列重叠的周期，是与成长相交叉的休眠期，而不是被分割成具有预定目的的独立小块（午餐时间、工作时间、睡眠时间）。她写道：

"几乎所有我们现在认为理所当然的标准时间计量（小时、日和周的结构模式）都是基于工厂的工作模式。我称其为工业时间……还有其他方式来思考时间。季节性的方式、周期性的方式、古老的方式。"

在人类历史的大部分时间里，时间是一个相对直观的概念；季节和日光周期影响着人们的活动和期望。这一切都随着电的发明以及在电灯照明的仓库和办公室里进行的工业化工作而改变。随着数字工作方式的扩展，永久工作的可能性已经占据了我们的生活。没有休眠期，没有黑夜，也没有雪天。我们无法逃避工作（以及生产力工具和应用程序），即使在家里也是如此。

在资本主义的工业时间框架下，任何被放弃或未完成的项目都被视为浪费时间的"失败"，因为它没有产生一个明确的最终产品。但是，当我们把时间看作是一系列不断变化的目标的循环或旋涡时，我们可以认识到，我们在一个夭折的项目中投入的学习和反思（甚至是伪装的），往往会得到回报，只是没有遵循我们预期的方式。每一次失望或失败都告诉我们：什么是我们想要的，什么是对我们最好的。

"把失败重新定义为数据，"玛尔塔写道，"一切都会改变。"

玛尔塔鼓励神经多样性者不要认为进步是接近我们前方的一个固定点，而是运动和适应的过程，而且还要根据我们的情况放慢或加快。

因为自闭症患者的思维倾向是理解细节和分析复杂的信息系统，所以，他们可以把自己的生活想象成"碎片"，永远可以扩展到新的主题，同时缩小到精确的焦点。他们不是一心一意的马里奥，跑过横向卷轴关卡去拯救桃子公主，而是更像电子游戏《超凡块魂》（*Katamari Damacy*）中的主角，一个古怪的、色彩斑斓的半神。他滚动着一个收集一切物体的、越来越大的球，每向前走一步，都会吸引更多的随机物体进入这个球的引力场，直到这个球吞没了整个宇宙。他们不完成独立的项目。他们创造世界。

从实际层面看，自闭症患者如何学会接受时间旋涡？玛尔塔·罗斯说，这可以归结为两点：

> 1. 扩大你用来衡量生产力和成功的时间框架。用"长远的眼光"看待你的生活。不要害怕回到以前的项目中，或者当激情对你不起作用的时候，请放手。
>
> 2. 慢下来。静止状态有助于发散性思维去加工我们接收到的大量数据。

自闭症患者很难将自我形象从神经正常者的期望中解脱出来，放慢脚步，建立一个真正反映自我的生活模式。几乎每一个与我交谈过的自闭症患者都发现，为了过上适合自己的生活，他们必须学会放弃某些不公平的期望，并退出对他们无关紧要的活动。任由自己让别人失望是可怕的，但也可能暗示着激进和释放自由。他们承认自己不能做的事情，意味着他们在直面自己有残疾的事实，因此，他们在社会中处于边缘地位，但这也是最终弄清楚他们需要什么样的帮助以及哪种生活方式最适合他们等问题的重要基础。你想对你关心的事情说"是"，就必须敢于对某些不合理的期望说"不"。

用自己的方式做自己的事

罗里（Rory）是一名注意缺陷多动障碍和自闭症的自我倡导者和研究人员，他住在新西兰。像许多自闭症患者一样，他已经开发出了对自闭症友好的"生活小窍门"，使日常生活变得容易控制。从某种意义上说，这些都是补偿策略，但它们的目标不是掩盖罗里的神经多样性，而是让生活更轻松、更容易承受。

过去，罗里在做家务时常常难以集中注意力。他会分心，想去做别的事情。现在洗盘子时，他会穿上可爱的粉米色围裙，戴上防噪声耳机，在出口点的前面放上镜子，这样，如果他的思想（或身体）离开了水池，他就会看到自己的倒影，然后继续擦洗餐具。

他们说："我的'洗碗服'帮助我不偏离正确的方向。镜子提醒我应该做什么。"

自闭症和注意缺陷多动障碍会让很多家务变得很难做。脏盘子又臭又滑；一遍遍擦洗黏糊糊的台面或脏马桶，不仅乏味，还让身体不舒服。在不同的清洁任务之间转换是很费力的，因为大多数自闭症患者宁愿一次只专注于一件事。他们常常难以将复杂的活动分成小步骤，或者将这些步骤按逻辑顺序排列。因此，像"洗盘子"这样一个听起来很简单的目标，很快就会变成一长串令人筋疲力尽的步骤：从房子里收集脏杯子和碗，浸泡脏兮兮的锅碗瓢盆，在餐具架上腾出空间，清洗和晾干所有的东西，把所有的东西都放好，同时还要应对令人作呕的难闻气味和潮湿的衬衫袖子，湿袖子上的静电在手臂上来回窜动，让人心烦意乱。

许多神经多样性者患有"自闭症惰性"。高度集中的注意力使他们能够在几小时内很好地研究自己的特殊兴趣，也使他们很难离开沙发去处理溢出的垃圾。对一个外部的、神经正常的观察者来说，神经多样性者并不像在挣扎，而是像在"偷懒"。

几乎每一个和我交谈过的神经多样性者都被愤怒的父母、老师和朋友无数次地视为"懒惰"。他们看到我们呆呆地坐着，无法采取行动，就认为我们不在乎或缺乏意志力。然后他们说我们冷漠和不可靠，这让我们更加焦虑。神经正常者往往也假设我们知道如何完成一项家务或任务，却不告诉我们具体是什么事情，他们不理解我们不能凭直觉去领悟尚未说明的期望。例如，我们可能没有意识到"清洁浴室"的请求包括擦洗淋浴、地板、水槽和镜子，而不仅仅是收拾屋子。或者，我们可能不知道什么程度的清洁是可以接受的，而且小心翼翼地剥掉地板上泥浆中的每一点碎屑时，我们就会陷入困境。当我们对神经正常者想从我们身上得到什么的最佳猜测被证明是不正确的时候，我们就会因为行动太慢、工作做得太马虎或没有站在别人的角度考虑而受到谴责。结果，我们中的许多人陷入了习得性无助○、困惑、羞耻和冷漠的

○ 一种心理现象，当个体在面对无法控制的困境时，逐渐认为自己无法改变局势，从而在可以控制的情境中也表现出无助和放弃的行为。——译者注

反馈循环。

罗里的"洗碗服"和镜子组合是一个绝妙的解决方案，解决了许多让自闭症患者做家务变得困难的问题。围裙既可爱又诱人，为沉闷的家务活动增添了一点乐趣。罗里穿上一套特定任务的装备，有助于他在精神上进入"清洁模式"。耳机和镜子帮助他保持精神在线。这些工具使罗里能够完全负责洗盘子，而不依赖于非自闭症患者的指导或提示。（可悲的是，自闭症患者不能总是依赖周围人的耐心或理解。）

自闭症患者总是被迫发明自己独特的方式来完成事情。他们使用广泛的研究、数字化工具，以及各种各样的小秘密和作弊行为来强行完成神经正常者甚至没有想到的活动。瑞伊是一位住在英国的自闭症博主，她解释说，她每次去一个新地方，都会利用网上的研究来提前计划。

"我需要知道前门在哪里，停车场在哪里，我要与谁互动。"她写道。她还说，有了谷歌街景和Yelp这样的工具，她的生活比以前容易多了。凯特琳也患有自闭症，正在从饮食失调中恢复过来，她还利用网上的研究来为她和朋友出去吃饭做心理准备。

"我会在网上查看菜单上的所有东西，"她说，"然后找出我可以吃的东西，这些东西不会让我产生厌食症或感觉统合失调。我还会练习大声点餐，特别是有时候，某道菜的名字是用外语写的，而我又不知道怎么发音。"

我不知道，哪个神经正常者会为了日后在餐馆里不显得"奇怪"而坐在家里用谷歌搜索诸如杂烩海鲜汤（bouillabaisse）或英吉拉饼（injera）之类的菜名。但是，对自闭症患者来说，这种程度的脚本和预先计划是正常的。它给了我们一种舒适的掌控感和控制感。然而，当神经正常者发现我们花了这么多时间和精力在他们眼中的"基本"活动上时，他们往往会觉得很不愉快。因此，对蒙面自闭症患者来说，融入社会不仅仅是找到正确的小窍门，还要学会隐藏他们完全依赖这些小窍门的事实。

凯特琳说，有时她的朋友在餐馆里"抓到"她使用社交脚本。由于她的饮食失调史，这种程度的努力和预谋听起来很可疑：

"我的朋友艾米发现我在提前研究餐馆的菜单，因为我对菜单知道得太多了。她认为这意味着我在计算食物的能量，而且我的饮食失调仍然很活跃。你必须如履薄冰。知道得够多，但不要太多，否则人们会觉得很尴尬。"

艾米无法理解凯特琳研究菜单是为了管理和减少与她的饮食失调有关的焦虑。相反，她认为她的朋友"过于"担心菜单，因为她又在限制自己的饮食了。对蒙面自闭症患者来说，知道得"太多"或想得太深，会被视为可疑。人们觉得，我们花更多的精力在他们从未考虑过的事情上，这是在算计，令人毛骨悚然。

在所有这些方面，自闭症患者的"生活小窍门"和面具掩饰的压力经常是联系在一起的。但他们不必如此。虽然神经正常者希望他们为了融入社会而隐藏自己所做的努力，但是，也许"露出尖尖角"才是一种颠覆性行为。如果有些事情对他们来说很难，他们不应该假装它很容易，或者隐藏他们的疲惫或压力。如果他们需要大量的信息才能在一个陌生的空间中感到舒适，他们也不应该隐瞒这个事实。

虽然并不是每个人都知道凯特琳患有自闭症，但她确实决定向艾米解释她研究菜单知识时的"愧疚感"。

"当我更年轻、更没有安全感的时候，如果我说'哦，是的，实际上我一直在提前看菜单',那将是一件很尴尬的事。但艾米知道我有个患有自闭症的弟弟,她知道这对他的生活有什么影响。所以我告诉她,听着,我和他一样,我们就是这么做的。这样可以帮助我提前熟悉新的地方和新的食物。"

现在艾米了解了凯特琳的自闭症"生活小窍门",两人因此建立了联系。当她们出去吃饭时,艾米会问凯特琳,某道菜里有哪些食材或者餐馆的洗手间在哪里。凯特琳无须隐藏自己的准备工作,而是与朋友一同分享。

许多自闭症患者的"生活小窍门"包括使用微妙的辅助工具,而这些工具不会把他们标记为残疾。哪种耳塞看起来最精致,哪种降噪耳机最时尚,或者如何利用钩针编织等爱好来处理社交焦虑,避免在教室里与人目光接触,自闭症患者之间都会交换意见。这些都是很受欢迎的补偿方式,因为它们非常有效。但他们并不总是需要依靠微妙的方法来吸引神经正常者的感受力。他们可以自豪地、明显地以自己的方式做自己的事情,并分享使他们的生活成为可能的捷径和系统。他们可以做出大幅而激烈的手势,戴上庞大而明显的护耳器,并在需要时寻求帮助。他们越是诚实地面对自己所面临的挑战,神经正常者就越难忽视他们的声音,或者忽视大多数公共空间仍然难以进入的事实。更彻底地暴露自己,也是一种摒弃羞耻感的练习。

大幅度曝光

斯凯·库巴库巴(Sky Cubacub)是重生服装公司(Rebirth Garments)的创始人,这是一家专注于酷儿和残疾人身体需求的服装和配饰公司。斯凯的商店为各种性别和身材的人提供各种色彩丰富且穿戴舒适的物品：由渔网和霓虹织物拼接而成的紧身衣，不太限制或不太紧的背心裹胸（男女有别），以及大量图案鲜艳的T恤、头巾和别针。

在新冠疫情开始流行的时候，重生服装是首批提供带有透明乙烯基玻璃的口罩的商家之一，这种口罩可以配合佩戴者的唇型。对许多残疾人（包括自闭症患者）来说，口罩可以配合唇型，他们就更容易跟上对话了。每个人都戴着口罩，我很难分辨出有人在和我说话，因为我依靠他们嘴唇活动的视觉线索来将我的注意力转移到他们身上。

这些透明视窗的口罩需求量如此之大，斯凯决定免费公开自己的设计信息。他不仅是一位时尚梦想家，也是一位政治梦想家，这在他经营业务的各个方面都表现得很明显。他的整个工作体系都是由"大幅度曝光"理念所驱动的，他在工作室、TEDx演讲和他的电子杂志《大幅度曝光：酷儿风着装改革运动宣言》（*Radical Visibility: A Queercrip Dress Reform Movement Manifesto*）中都讨论过这个问题。

什么是"大幅度曝光"？这是一种接受LGBT和残疾人的方式，强调和庆祝那些通常被模糊化的东西。它宣称那些曾经被用来贬低自闭症群体人性的词语（酷儿、残废、疯狂），并大胆地接受，作为自豪感的来源。"大幅度曝光"使手杖和假肢等工具成为令人羡慕的时尚配饰，也使他们的差异变得很酷。

"文化规范不鼓励跨性别者和残疾人穿得时髦或花哨，"斯凯写道，"社会希望我们'融入社会'，不要引人注意。但是，如果我们能抵制社会让我们隐形的欲望呢？如果我们集体通过服装改革来拒绝同化呢？"

换句话说，"大幅度曝光者"与戴面具者是绝对对立的。在面具遮盖的地方，"大幅度曝光者"成为人们关注的焦点。戴面具者不断地扫描环境，寻找社会威胁的迹象，控制着自闭症患者不受控制的悸动和抽搐，"大幅度曝光者"则鼓励自闭症患者的身体简单地存在。戴面具者会通过一系列的道歉和隐晦的应对机制在私下满足自己的需求；"大幅度曝光者"则公开宣布自己是谁、需要什么，因为这是他应得的。

早在发现自己患有自闭症之前，我就注意到，人们鼓励明显残疾者尽量减少自己的差异。高中时，一个好朋友想买一个亮绿色框架的轮椅。这真的很适合她；她当时有一种情绪独立的风格，而那把亮绿色的椅子真的很适合她。但朋友的母亲劝阻了她。

"你肯定不希望别人看到你时首先注意到的是你的轮椅。"那位母亲说。

拥有一辆毫无特色的黑色轮椅并不能真正改变这样一个事实：当人们看到我的朋友时，他们首先看到的是她的残疾。我们生活的这个世界太弱不禁风了。在公共场合，陌生人对她说话的口吻居高临下，好像她是个孩子，或者他们表现得好像她不能为自己说话。残疾歧视使我们倾向于把注意力集中在一个人的异常方面。社会对残疾人的普遍排斥也导致了这一乱象。你看到坐轮椅的人越少，轮椅就越值得注意。陌生人越是呆呆地盯着轮椅使用者，身体残疾者进入这个世界就越不舒服。这是一种自我延续的排斥循环。

从长远看，拥有一把亮绿色的椅子，可能对我朋友的残疾非常有利，让残疾看起来很正常，让人们不那么在意她的残疾特征。它会传达这样的信息：轮椅不是要隐藏的东西，残疾不是要忽视的东西，也不是要用屈尊或委婉的方式掩盖的东西。正如我之前讨论过的关于自我污名的研究所表明的那样，带着骄傲承认自己的自闭症身份，可以减少不自在的自我意识和疏离感。

自闭症并不总是像使用轮椅那样明显，但研究表明，自闭症患者的差异有许多微妙的标志，神经正常者确实会注意到，尽管这些迹象并不总是有意识的产物。例如，萨森（Sasson）及其同事（2017）发现，神经正常者能在见到陌生人几毫秒内迅速下意识地识别他们是自闭症患者。然而，他们并没有意识到他们已经认定这个人是自闭症患者；他们只是觉得这个人很奇怪。该研究的参与者对与自闭症患者交谈的兴趣较低，他们更喜欢非自闭症患者，所有这些都是基于短暂的社交数据。同样重要的是，我要指出，在这项研究中，自闭症患者并没有做任何"错误"的事情；他们的行为完全符合社会规范，他们的讲话内容也是如此。尽管他们尽了最大的努力来表现自己是正常的，但他们的表现有一些关键特征还是"有点不对劲"，因此他们不受欢迎。

尽管戴面具者为隐藏自己的神经多样性付出了所有努力，但通常的结果是，事情完全搞砸了。不真实和貌似不自然的社会表现会让神经正常者感到不适。在一项关于感知"惊恐"的心理学里程碑式研究中，心理学家麦克安德鲁（McAndrew）和克恩克（Koehnke）（2016）要求1341名受访者回答有关他们将哪些个人品质和行为与"惊恐"的人们联系在一起的问题，并使用统计因素分析法去挖掘一个可测因素。他们发现"惊恐"的因素包括以下特征：一个人有着不可预测的尴尬行为、带着不自然的微笑；一声大笑发生在"不正常"的时间，一个人就一个话题讲太长时间，一个人不知道什么时候结束谈话。当自闭症患者试图以一种友好、热情的方式与他人交往和联系时，这些往往正是他们所体现的特征。即使他们试图通过微笑、让谈话继续进行、保持在场让周围的神经正常者放松下来，他们也可能被视为可怕的或令人不安的。

2012年，社会心理学家利安德（Leander）、沙特朗（Chartrand）和巴奇（Bargh）的一系列实验发现，当一个人以一种稍不合适的方式进行社会模仿时，它会让人们感到厌恶，甚至会感到寒意。朋友之间有点模仿是正常的。当人们感到舒适和同步时，他们会模仿彼此的姿势和举止。但这些研究表明，如果你模仿某人太多或者在错误的时间，那么你真的会让别人感到寒意。蒙面自闭症患者真的很努力地模仿别人，但由于他们不能像正常人那样流利而轻松地做到这一点，他们经常在不知不觉中触发神经正常者的惊恐感应。

那么，解决办法就是停止隐藏，不再假装自己是另一个人，而不是努力（和失败）模仿神经正常者，我们可以变得"大幅度曝光"。萨森的研究发现，当参与者被告知他们正在与自闭症患者互动时，他们对自闭症患者的偏见就消失了。突然间，他们喜欢上那个略显笨拙的谈话对象，并表达想要了解对方的兴趣。对自闭症患者的古怪行为做出解释，有助于消除恐惧的感觉。萨森和莫里森（2019）的后续研究证实，当神经正常者知道他们正在与自闭症患者会面时，前者对后者的第一印象要积极得多，在互动之后，神经正常者对了解自闭症表现出更大的兴趣。"大幅度曝光"是有回报的。

在斯凯的作品中，"大幅度曝光"就是把自我展示作为一种抗议形式。他写道："大幅度曝光是一种行动呼吁——为了不被忽视而追求曝光，拒绝'过时'和同化。"

斯凯本人看起来就像他在照片中一样引人注目，而且酷酷的：他戴着由金属鳞甲制成的银黑色头饰，穿着明亮图案的打底裤和露脐上衣，脸上画着几何水晶图案。不要忽视他们，不要担心正常人的目光会让他们隐藏自己的自然动作或者掩盖他们的身体需求。几年前，随着胃部疾病的发展，斯凯不得不停止穿结实且有型的裤子（如牛仔裤），转而穿有弹性的裤子。除了打底裤和舒适的骑行短裤，很少看到他穿别的衣服。在这方面，斯凯的经历对寻求摘下面具的自闭症患者很有启发意义。为了融入社会，许多自闭症患者都把自己的身体塞进了不舒服的、平淡无奇的"职业装"中，尽管这样做可能会让人觉得他们的个性在消亡或者他们遭遇了感官袭击。

对于那些想要采取更激进的方式来展现个人风格的蒙面自闭症患者，这里有一些建议帮你入手。

自闭症"大幅度曝光"：展露个性的穿衣风格

- 确定哪些衣服对你的身体施加了太大的压力，或者在"错误"的地方施加了压力。比如，把太紧的裤子换成类似款式的弹性面料，或者把有型的胸罩换成紧身胸衣。甚至更柔软、更有弹性的领带。
- 确定哪些类型的衣服提供接地气或舒缓的感官输入。例如，一些自闭症患者喜欢手腕受压的感觉，喜欢紧绷的手表或手镯。还有一些自闭症患者则喜欢厚重的外套或背心。

- 找出并消除衣橱中其他感官压力的来源：试着剪掉衣服上所有的标签，把衬垫放在不舒服的鞋子里。许多自闭症患者用脚掌走路，所以他可能需要额外的支持。

- 找出你真正喜欢穿的样式和风格。当你打扮得一身黑的时候，你觉得自己最"真实"吗？还是你更喜欢大胆搭配，穿出一道彩虹？

- 在你的日常着装中加入一些特殊的爱好。穿上印有你最喜欢的动漫人物的T恤，或者在更正式的场合，戴上视频游戏主题的袖扣或领章。"衣柜动漫真人秀"以微妙的方式扮演你最喜欢的角色。

- 追求时尚刺激：戴上你可以摆弄的珠宝，在口袋里放一些可以摆弄的玩具，在手机壳上贴上彩色贴纸或一个可以摆弄的弹出式支架。

许多蒙面自闭症患者如此脱离自己的身体和自我表现，以至于很难想象，真正拥有自己的穿衣风格会是什么感觉。如果你的衣服只是一件普通服装，你可能根本不知道真正的个人风格是什么样子的。如果是这样，从小事做起，专注于减轻你自己的不适感。扔掉那些让你痛苦或苦恼的衣服。把不舒服的衣服换成更宽容的衣服，质疑那些可能阻碍你的体面观念。你可能不需要化妆，不需要穿连裤袜，也不需要穿死板的西装外套，而你的导师或父母曾经告诉你，这些都是必需的。也许你可以"大砍一刀"，停止用化学方法拉直头发，或者戴上你的家乡文化传统的珠宝和纺织品。很多职场规则确实对一个人应该如何着装和表现自己的问题有着严格的限制，但如果你是大多数在公司环境之外工作的一名自闭症患者，你可能拥有超越想象的回旋余地。

越来越多的自闭症创作者正在制作可穿戴的刺激玩具和辅助工具。视觉艺术家兼珠宝设计师卡莉·纽曼（Carly Newman）为自闭症人群设计了一系列耳塞式耳环。在公共场合，我有时需要耳塞，我不会试图隐藏这个事实，这些耳环就是我的辅助工具。诸如Stimtastic和ARK Therapeutic之类的公司专门生产动感珠宝，如动感戒指和穴位按摩手镯。一些自闭症创作者还制作了可以帮助他们沟通的纽扣、帽子和珠宝：绿色的大徽章，上面写着"过来打个招呼"，或者用黄色字体写着"给我一些空间"。在自闭症患者经常参加的会议上，这些工具是无价的，帮助他们社交的同时也展示了他们的界限。它们还没有被广泛规范化，但就像在别针上或电子邮件签名上显示代词一样，采用它们的人越多，对它们的看法就越规范化。

当然，穿着自我肯定的服装和配饰，只是接受大幅度曝光的方式之一。从本质上讲，摘下面具和"大幅度曝光"都是关于放弃神经正常者的顺从假象，并学会公开和诚实地生活。这主要是自闭症患者如何表达自己和对他人的需求的变化。为此，这里有一些建议，教你如何在日常生活中练习"大幅度曝光"。

每日都要摘下面具：大幅度曝光的每日挑战

- 让别人失望：练习说"不""我没空做那件事""那件事让我不舒服"或"我现在必须走了"，不要做任何解释或道歉。

- 在你通常会点头以保持和平的场合表达不同意见。

- 留意你感到有压力去做你不想做的事情的时候。练习大声说出这句话："我不知道你为什么要逼我，因为我已经说过'不'了。"

- 试着一整天都不去猜测或预测任何人的情绪。

- 试着一整天都不控制你的面部表情或肢体语言所传递的信息。

- 请求一些你通常感到内疚而不敢请求的事情。

- 在整个谈话过程中，不要假装有任何反应或情绪。

- 沿着街道走的时候，跟着你最喜欢的音乐唱歌。

- 在社交聚会或公共场所，带上一个刺激性的玩具并毫不羞耻地摆弄它。

- 穿一件你绝对喜欢的漂亮衣服或戏服，而不是等到某个活动或"借口"才去穿。

- 当朋友问你过得怎么样时，给他们一个诚实的回答。

- 主动采取行动，不要等别人批准。

- 与安全的人分享你的情绪：找一个你可以一起哭的人，或者向朋友发泄一些让你愤怒的事情。

- 告诉你信任的人，你是神经多样性者，并分析神经多样性对你的意义。

大幅度曝光既是自我倡导，也是自我表达。但对大多数蒙面自闭症患者来说，为自己辩护是非常可怕的。在社交困难的时候，他们倾向于默认别人的取悦、微笑和令人不舒服的大笑，并且以一种本能反应的方式这样做，就好像在别人身边时他们的真实感受和偏好消失了。这些条件反射的存在是为了保护他们，因此并不可耻。然而，如果他们希望生活得更自由，就需要培养人际关系。在这种关系中，他们可以诚实地交流，感到得到了倾听和尊重。下一章是关于构建可以帮助自闭症患者茁壮成长的人际关系。我的意思是，我们要与自闭症患者建立有意义的关系和社区意识，还要促进与非自闭症患者的友好关系。

Chapter 07
第七章

培养自闭症人际关系

多年前，詹姆斯·芬恩已经停止与艾滋病联合力量协会合作，并搬出了纽约，但他仍然是一名高度活跃的LGBTQ活动家。他现在住在密歇根州的一个小村庄，定期发表关于世界各地发生的针对LGBTQ权利的最新法律和政治攻击的文章，并定期与活动家团体会面。他还帮助管理Facebook上一个最大的LGBTQ群体。有时，詹姆斯那种直接的、非常自闭的交流方式会让他的活动家同行感到不快。他曾经让一位组织者同行放慢语速，更清楚地解释她的计划，却深深冒犯了她。

"我不得不站出来说，听着，我真的不明白你的意思，"詹姆斯说，"我知道这次谈话中的其他人可能听懂了你的言外之意。但我有自闭症，有时很难读懂字里行间的意思，我能请你说慢一点吗？"

从表面上看，詹姆斯做的一切都是对的。他为自己辩护，要求对方提供他需要的简单语言，他甚至解释了他听不懂的原因。

他完美地摘下了自闭症面具。遗憾的是，事情进展得并不顺利——至少一开始不是这样的。

他叹了口气，哀叹道："她说，我对她进行了男人式的说教。我只是让自己变得脆弱，她却变得充满敌意。"

自闭症患者往往喜欢进行"信息倾泻"（向他人提供大量信息，这是联络感情的一种手段），他们会错过在别人看来显而易见的社交暗示，他们倾向于用单调的声音说话，其他人听起来会觉得枯燥或讽刺。很多自闭症患者都觉得自然流畅的对话很有挑战性，要么在"错误"的时间打断别人，要么在快节奏的交流中无法插话，所以完全被忽略了。由于原因种种，女性自闭症患者（尤其是有色人种女性）经常被视为冷漠的或"恶毒的"，而男性自闭症患者经常被误认为是居高临下的"男人说教者"。这是一个非常具有挑战性的社交雷区，当然，因为大多数女性之前都被男人说教过，也被"心理操纵"过，当她们面对类似的心理控制时，会感到不安，这是可以理解的。由于性别等身份而受到压迫的正常人并不总是明白，他们可能会对在他们看来非常强大的残疾人士行使一定程度的权力。

那位组织者确信，詹姆斯在嘲弄她，或者他让她重新解释自己的观点，试图让她偏离正确的方向。毫无疑问，在过去的活动家会议上，也有男性对她使用过这样的策略。幸运的是，还有其他与会者能够为詹姆斯的品格作证。

"幸运的是，房间里的其他几个人站出来说：'不，他不是在开玩笑，他真是个不幸的自闭症患者。'"詹姆斯继续回忆道。

当他谈到自己的残疾时，这位组织者同行不愿意相信他（当自闭症患者表达自己的需求时，很少有人信任他们，并聆听他们内心的声音），但她确实听从了支持詹姆斯的正常人。会议中的紧张气氛很快消除了。如果没有这种支持，詹姆斯的诚实和自我辩护可能会受到惩罚。

作为一名自闭症患者，詹姆斯的行为是如何为自己挺身而出的完美典范，那些老相识们的反应展示了如何成为自闭症患者的盟友的完美图景。尽管如此，双方的互动仍然很紧张。我认为，重要的是要展示一个几乎每个人都正确行事（至少合乎情理）的例子，但结果却不尽如人意。摘下面具并不是一种普遍的积极体验；有时，当自闭症患者把自己放在第一位时，他们会让别人感到沮丧和失望，甚至可能情绪反应强烈或感到不安。至关重要的是，他们要学会驾驭以冲突为标志的互动，并练习在面对他人的负面反应时保持立场坚定。只要他们没有虐待或侵犯任何人的权利，即使他们的行为让别人不高兴，也是无可厚非的。毕竟，神经正常者在惹恼了对方的时候，还会继续轻松地说下去。而对神经异常者，我们至少应该给他一点犯错的余地，也应该赋予他活在当下的空间。

在许多方面，"戴面具"类似于心理上的"共依附"，这是一种寻求管理或控制他人反应和情绪的关系模式，通常是由虐待引起的。"摘下面具"需要自闭症患者停止依赖神经正常者的接纳态度，以便指导他们应该如何行动。这意味着，有时即使他们知道做"正确"的事会激怒别人，也要这样做。大多数蒙面自闭症患者需要大量的练习来培养一种敏锐的洞察力，其实就是用他们自己的信念和感知来指导他们的行为，而不是听从别人的短暂反应和错误印象。当人们对我们戴面具者生气时，我们往往会感到非常痛苦，因为，在过去，"不赞成"对我们来说是非常危险和痛苦的。为了让别人满意，我们中的许多人几乎会做任何事情。学会忍受惹恼别人带来的痛苦，对于培养可靠的自我辩护技巧至关重要。

作为戴面具者，我们高度依赖他人的意见和感受。我们竭尽全力让神经正常者和我们关心的人的生活变得轻松，我们隐藏了自己让人分心的、貌似怪异的或不便利的一面，我们对追踪人们"不赞成"的迹象变得高度警惕。体贴他人是正常和健康的行为，但蒙面自闭症患者倾向于把太多的精力花在取悦别人上，以至于他们几乎没有认知空间来思考（或倾听）自己。戴面具生活也阻碍了他们以一种真诚的方式与人交流。你必须真正认识到一个人的好情绪和坏情绪，并诚实地加以回应，这样才能建立一种联系。表面上的微笑和模仿会让你更难看清和欣赏人们的复杂性。

在公共场合摘下面具几乎是不可能的，因为当蒙面自闭症患者和别人在一起的时候，他们好像没有自己的想法或感觉。我自己也有过这样的经历，当时非常压抑，我不知道自己真正的偏好是什么，也无法意识到有人越界的事实，我感到不舒服，直到事情发生几小时后，我独自一人，拥有反思的空间，这时才有所好转。虽然我希望，我能把摘下面具描述成一种非常积极的经历，可以卸下所有焦虑的负担，冒险进入一个接纳的、开明的世界。但我知道，事实并非如此。这通常很伤脑筋，也很令人尴尬。我们必须选择摘下面具，因为我们认识到面具正在伤害我们，为了摆脱这个陷阱，我们值得遭受神经正常者的"不赞成"。

有时，摘下面具意味着你在公共汽车上遭遇奇怪的目光，无法让你远离刺激，就像身处地狱一样煎熬。有时，摘下面具意味着你在与人争吵几天后给你的朋友发送了一封电子邮件，解释说，你刚刚意识到那人的话伤害了你的感情。对黑色人种和棕色人种的自闭症患者来说，摘下面具尤其令人担忧，因为在公共场合展示自闭症特征，可能是致命的行为。对他们中的许多人来说，这意味着他们要做出艰难的决定。比如，他们在哪里感到最安全、最容易被接纳，何时以及如何才能最有效地摘下面具。当他们把真实的自己带入社交互动时，会有很多挑衅的力量在起作用，在大量的机会和利益中也存在着很多风险。

为了让"摘面具"变得健康而持续，蒙面自闭症患者必须在自己的智慧宝库中加入许多新的应对策略，并将一些真正支持自己的亲人留在身边。他们必须能够处理人际关系中的冲突，并滋养他们与真正理解他们的人之间的感情纽带。有时，摘下面具意味着教导神经正常的朋友和家人更好地对待他们；有时，摘下面具意味着与那些不值得他们付出努力的人脱离关系。本章充满了练习和研究，旨在告诉自闭症患者如何建立关系去满足自己的情感和心理需求，以及在得不到充分支持和接纳的公共空间和社会互动中穿行。

自我坦白也许是明智之举

当詹姆斯解释说，他听不懂别人说的话是因为他患有自闭症时，他是在坦白自己的残疾人身份。关于自闭症患者自我坦白是否有益，研究结果不一。正如我已经讨论过的，一些实验工作确实表明，当神经正常者意识到自己正在和一个自闭症患者说话时，他们会表现出更少的偏见，而且比他们不知道对方是自闭症患者的时候更喜欢这个人。他们意识到一个人的尴尬其实只是由于神经多样性的问题，就更容易解释了，也不那么"惊恐"了。然而，心理学家并不确定，这种在一对一谈话中观察到的短期益处是否适用于大型团体或工作场所。

罗穆亚尔德斯（Romualdez）及其同事们最近做了一项研究，询问自闭症成人在专业环境中自我坦白的经历。这些发起人发现，虽然大多数自闭症患者"公开表明身份"是希望获得专用工作空间并得到更耐心的对待，但45%的人表示，这一决定对他们没有好处。在本示例中，尽管在公开表明身份之后报告受到虐待的人相对较少，但许多人承认，这并没有改变他们的待遇，只会让他们感到更加脆弱。另外，40.4%的受访者表示，公开表明自闭症身份是一件积极的事情，要么是因他们的主管愿意迁就他们，要么是因为同事们理解和欣赏他们。

另一项研究表明，自闭症患者自我坦白的影响，确实取决于一个人对神经类型的了解程度。当一个人对自闭症的认识是肤浅的和刻板的，他往往会以一种高度羞辱和非人性化的方式对自我坦白做出反应。例如，当他意识到自闭症甚至可以发生在成人身上时，他可能会感到惊讶并脱口而出："但你看起来不像自闭症患者！"有时，自闭症患者的自我坦白会遭遇"被婴儿化"（甚至有人真的是用娃娃音对他们说话）或者是一大堆屈尊俯就的安慰，说他们有多么聪明，他们看起来有多么正常。当自闭症患者出现在学校或工作场所时，人们可能会突然对他们敬而远之，因为人们害怕说错话或冒犯他们。然而，与自闭症成人见面并与他们进行积极的互动，通常会让神经正常者敞开心扉，更容易接受自闭症患者的状况。

练习自我坦白的时候不想遭到现实生活的抵触，就得借助于社交媒体。在抖音和照片墙等社交媒体平台上，自闭症青少年和成人"摘下面具"对新音乐做出反应的视频在网上疯传。例如，2020年7月，某个视频展示了一个19岁的自闭症女孩戴着耳机的画面，她的刺激行为变得超级流行；该视频的浏览量已超过1000万，并且还在广泛传播。视频下的评论几乎都是支持和好奇，该视频的创作者杰伊（Jay）随后又制作了许多其他的短片，教育她的粉丝如何接受自闭症。作家和推特用户妮科尔·克利夫（Nicole Cliffe）于2020年出镜，此前，她多年来以一种富有同情心的方式描述了自己孩子的自闭症，并经常利用平台向粉丝们普及关于伪装和补偿的知识。她的粉丝们非常支持她，许多人都站出来分享了自己的神经多样性经历。经过几十年广为流传的错误信息、散布恐慌和刻板印象的影响，公众终于对自闭症患者如何描述自己的经历产生了兴趣，他们终于有了保证自己的声音被听到的渠道。

当然，在网上公开自己是自闭症患者并不总是一种积极的经历。当我认识的一名黑色人种自闭症舞者在推特上发布自己"闻歌起舞"的视频时，她遭到了骚扰和指责，称她"假装"自闭症患者来吸引关注。我甚至不能再引用她的推文了，因为她收到的大量骚扰导致她关闭了自己的账户。值得注意的是，一名黑色人种女性因为做了同样的事情而遭受质疑，杰伊作为一名白种人自闭症患者却收到了赞扬，因为她在网上大大方方且快快乐乐地表示自己患有自闭症，还希望以此教育他人。

何时以及如何自我坦白，这个决定让自闭症患者左右为难。为了被人知晓，他们必须公开表明自闭症身份，但这种自我坦白通常发生在严酷的文化环境中，人们可能不会真正理解他们。他们公开表明自闭症身份，反驳人们对他们残疾的无知印象，但那些刻板印象非常普遍且长期存在，仅凭一个反例不可能消除所有已经造成的伤害。

通常，当一个来自多数群体的人遇到与他们对受压迫群体的刻板印象相反的信息时，他们的反应要么是不重视这些信息（例如，说"你不是真的那么自闭！"），要么是对偏离刻板印象的人进行分组（例如，告诉他们"你不像其他自闭症患者，那些真正受伤害的人。你是最聪明的一个！"）。

很多时候，自我坦白就是让自己陷入无效和无知的洪流。你所产生的积极影响不一定是你会直接注意到或可以从中受益的。克丽丝特尔从被诊断患有自闭症的那天起就一直在与这个问题作斗争。尽管她的母亲和祖父是阻止她小时候接受评估的人，但他们对她的诊断结果的反应似乎完全令人困惑和震惊。他们甚至说，她的自闭症特征最好被忽略掉，每个人都在努力适应和维持下去。遗憾的是，对于家里第一个公开身份的自闭症患者来说，这是一种普遍的体验。自闭症特征未被确诊的亲属可能会对新确诊的患者不屑一顾，说他们的挣扎只是生活中正常的小插曲。当然，这说明他们一生都在默默地承受痛苦。家庭成员的抗拒和痛苦反应可能会暴露他们对未得到帮助或认可的怨恨。

要让自闭症患者的自我坦白真正产生影响，他们需要一种相互尊重和信任的关系。我们需要愿意不断学习，并在学习过程中修正自己对自闭症的理解。最近，克丽丝特尔开始和小学老师阿基布（Aaqib）约会，阿基布告诉她，他对成人自闭症知之甚少。一开始，他说了一些不经意的平常话，这些都是人们在发现自己患有自闭症时通常会说的话：克丽丝特尔太漂亮了，太泰然自若了，不可能是自闭症患者，况且，自闭症并不是让她忘记他们计划好的约会的"好借口"。克丽丝特尔让阿基布加强自我教育，他照做了。他开始看自闭症患者的视频，还买了一些克丽丝特尔向他推荐的书。

她说："我在他家的厕所里发现了我送给他的一本书，书角已经卷起来了，就好像他真的读过这本书一样。我的要求并不高，但我的家人从来没有读过我寄给他们的任何关于自闭症的东西。"

阿基布已经证明了自己是值得付出自我揭露和自我辩护的努力的，而克丽丝特尔的家人却没有。

我希望我能建议每一个自闭症患者在他们生活的方方面面都坚定而明显地表现出残疾特征。但我认识到这样的表态显得太不现实和过于简单化。虽然大多数自闭症患者一开始对要不要自我坦白的问题犹豫不决，有时不得不克服焦虑和自我怀疑，但每个人都最了解自己的情况。有很多很好的理由向人透露你的自闭症，也有很多同样有效的理由避免这样做。这里有一些反思问题，可以让你思考如何处理这个问题：

1. 我想向谁"公开表明自闭症身份"？
2. 我为什么要公开表明自闭症身份？我希望会发生什么？
3. 我希望人们深入了解我的哪些方面？
4. 我愿意投入多少精力来告诉这个人自闭症到底是什么？
5. 我想提出一个具体的"要求"吗？比如，要求专用空间或不同的待遇？
6. 谁能"理解"我并帮助我？

正如这些问题所揭示的那样，摘下自闭症面具和公开表明自闭症身份不是一回事，这两个决定也都不是二元的。例如，你可以在朋友和少数值得信赖的家庭成员面前公开表现出自闭症特征，但不能在大型家庭聚会或工作中表现出来。如果你认为会有回报，那么你可以选择投入大量的时间在教堂里教人们关于自闭症的知识，或者你可以只分享你需要的专用空间，而不去探究为什么。拥有一个值得信赖的支持者在你身边，总是很有帮助的。

你没有责任让每个人都和你站在同一战线上，也没有责任让自己遭受不必要的评判和羞辱。例如，你可能会觉得，你可以告诉人力资源部你得了偏头痛，这就是你需要把灯光调暗的原因。如果你对朋友说，你病得太重，不能出门，而不说你正在处理"自闭症倦怠"，那么以此为"借口"取消计划是可以的。慢慢地表明自闭症身份也很好，首先私下了解不戴面具的自己，然后和那些让你觉得最安全的人建立关系，让他们看到你不戴面具的样子。当别人怀疑你的残疾时，一群支持你的人可以帮助你，就像詹姆斯的活动家朋友们所做的那样。他们可以介入并帮助你控制感官压力，或者提醒你检查你的身体是否有痛苦的迹象。当周围的人表现得好像你应该得到帮助时，你就更容易相信你应该得到帮助。你在引导自我坦白的过程中要记住以下几点：

- 我不需要为自闭症道歉。
- 其他人不需要理解我或者了解关于自闭症的一切，就能尊重我。
- 我公开表明自闭症身份或要求专用空间，是为自己，不是为别人。

至关重要的是，我们既要在摘下面具和要求我们的需求得到满足的个人层面上做出努力，还要与那些让我们更容易做到这一点的人建立并培养支持性的关系。这就是下一个练习的全部内容——打破任何取悦他人的倾向，并与塞缪尔·迪伦·芬奇所说的"草莓人"建立更深层次的关系。

培养"无面具"友谊，寻找"草莓人"

塞缪尔·迪伦·芬奇在他关于自闭症患者谄媚和取悦他人的文章中，描述了他过去是如何把真正的友谊推开的。他把爱一个人与努力使他（她）快乐联系在一起。相反，如果一个人一直热情地付出，那么塞缪尔就不相信他。他认为他无法回报真正的爱。

"我有这样一种倾向，就是离开那些最慷慨的、最热情的、最能打动我的朋友、伴侣、熟人。"他写道，"对取悦别人的人来说，我们已经习惯了在人际关系中无休止地努力付出——当我们没有被要求这样做的时候，我们会感到困惑。"

塞缪尔在没有安全感的、忽冷忽热的关系中更有家的感觉。他和施虐的人约会，被职场人士利用，忽视了那些有潜力发展的新朋友。多年之后，他意识到他需要重新连接大脑的社交通路。感觉熟悉的东西显然对他不好。于是他坐下来，把值得交朋友的人列了个名单。

他写道："我把对我'太好'的人列了一大串名单。在我的手机通讯录里，我在他们的名字旁边加上了表情符号。我把'草莓符号'加在了超级有爱心的人旁边。我把'幼苗符号'加在了教会我思考或成长的人旁边。"

塞缪尔找到了他的"草莓人"，告诉他们，他想优先考虑与他们的友谊。他承认过去他曾劝阻过他们的感情，因为他害怕让他们失望。从那时起，每当他在手机上收到通知，看到草莓或幼苗的标志时，他一定会迅速而热情地回答。他不再取消和这些朋友的计划，也不再人为地保持距离。他把他们作为自己生活的中心。

总的来说，自闭症患者不像正常人那样依靠社会直觉行事。无论他们对一个人有多了解或者对其感觉如何，他们收到的每一个通知往往都被赋予了同样的权重。对戴面具者来说尤其如此，他们可能非常害怕惹恼任何人，以至于他们寻求对每个人都同样友好和热情回应。他们给某些人贴上高优先级的标签，或者关闭除特定群聊或应用程序以外的所有通知，以便把那些对一般人来说很自然的社交本能"外包"出去，这是很有用的。"草莓人"系统不需要手动决定回应谁、以什么顺序回应，而是强化了这样一种观点，即某些关系比其他关系更重要，因为它们帮助你培养更坚定的自我意识。

塞缪尔在改变生活方式的一年之内，许多"草莓人"都成为他的新家庭成员。在他接受创伤后应激障碍和饮食失调康复治疗的过程中，他们一直支持着他。这些"草莓人"甚至彼此成为朋友——塞缪尔写道，他们都在一个小组聊天。

发展心理学研究发现，自闭症患者从很小的时候就开始对他人产生不安全的依恋。一个人的依恋模式是由其早期的关系塑造的，尤其是他与主要看护者之间关系的稳定性。一个人早期依恋关系的质量也倾向于预测他日后人际关系（包括但不限于浪漫关系）的质量，以及他们接受他人安慰和情感支持的能力。

正如发展心理学家所定义的那样，安全型依恋的孩子会把他的看护者视为探索世界的基础，即支撑他的"堡垒"。例如，安全型依恋的幼儿可能会在不熟悉的操场上冒险，摆弄操场上的设备或试图结交新朋友，但他会定期回到依恋对象那里重温旧梦，并感受安全。当安全型依恋的孩子被单独留下时，他会感到悲伤或痛苦，一旦他的看护者回来，他就会很快放松下来，感到安慰。安全型依恋的孩子长大成人之后，可以相对轻松地与他人建立联系，并且可以处理人际关系中的冲突和挑战，具有高度的稳定性和信任度。

发展心理学家认为，有几种依恋模式是不正常的。例如，焦虑型依恋的孩子可能害怕离开他的看护者，因为害怕被抛弃，当他独自一人时，可能会经历极度的痛苦，不会轻易地从悲伤中恢复过来。相比之下，回避型依恋的儿童可能无法与其看护者进行太多的互动。据观察，与神经正常人群相比，自闭症患者表现出所谓的**焦虑—矛盾型依恋**的比例更高。焦虑—矛盾型依恋的人很难安抚和消除疑虑，他们不会把亲人视为稳妥的"安全堡垒"，而该堡垒是当他们迷路或受到威胁时寻找安慰的地方。焦虑—矛盾型依恋的成人往往会陷入强烈的情感依赖，并伴有不安全感。他们渴望被人接受，但又怀疑自己能否被人接受。当别人试图与他们建立联系时，他们会在不知不觉中拒绝别人。

这里值得一提的是，发展心理学家根据安全依恋在神经正常的儿童和成人身上的表现来定义它的"样子"。神经正常的安全依恋型儿童用一种非常容易识别的方式与父母互动，使用眼神和声音交流，许多自闭症儿童可能会觉得这很不自然。此外，不安全依恋类型的许多迹象很难与神经多样化（以及生活在神经正常者世界之后受到的创伤）区分开来。例如，回避型依恋的特点是，孩子在痛苦时背对着他的看护者，不会向对方寻求安慰。虽然这些行为可能表明孩子没有得到看护者的支持，但也可能表明这个孩子患有自闭症，不喜欢触摸、眼神接触或语言交流。

许多自闭症患者在很小的时候就经历了来自主要看护者的排斥和不理解。他们也可能受到惩罚或被人忽视，因为他们没有以神经正常者认可的方式寻求安慰。他们试图建立联系，比如，他们在另一个人旁边玩耍，但不与他进行眼神交流（有时称为"平行游戏"），这可能会被误认为缺乏社交兴趣。自闭症式情绪崩溃可能被误认为是他们无法得到安慰，这是焦虑型依恋模式的标志。由于各种各样的原因，许多自闭症患者最终会对依恋他人的状态感到非常不安全，或者他们真诚的互动尝试遭到了拒绝或误解。从根本上说，神经正常型依恋"法则"会使他们显得不适合正常而健康的亲密关系。

不安全依恋类型有时在自闭症成人中表现出来。比如，当他们受到表扬或关注时，反而感到不舒服。你可能甚至没有意识到你得到的积极关注在社交上是合适的，因为你已经习惯了被嘲笑或被挑剔，或者被紧张或虐待的关系吞噬。正如塞缪尔所说，你可以从局外人的角度看，看看别人是否真的对你"太好了"，或者你是否只是习惯了被虐待，以至于你对友善产生了怀疑。

这里有一些问题可以帮助你反思你是否把安全型依恋拒之门外了。

你在排挤"草莓人"吗?

1. 当有人称赞你时，你是否觉得你必须轻描淡写?
2. 在你的生活中是否有人看起来"太好了"? 他们是谁?
3. 你害怕相信别人，是因为他们可能会抛弃你吗?

4. 当有人给予你积极的关注时，你会感到害怕吗？

5. 你是否担心善良的、有爱心的人值得"更好"的选择而不是和你做朋友？

6. 当有人对你示弱时，你会想办法低调处理吗？

7. 你是否很难向别人表达你的喜欢之情？

这些问题触及了保护欲和自我怀疑的核心，导致许多自闭症患者与他人保持情感距离。大多数自闭症患者都有害怕别人的一大堆好借口。当我年轻的时候，很多对我感兴趣的人都是女性，她们想"教"我如何更好地做女人。有时，同学和同事会讨好我，因为他们希望我帮助他们代做课堂作业或作文。我开始假设，如果有人对我感兴趣，那是因为他想把我改造成他的娱乐对象，或者是因为他认为我很有用。我认为，我收到的每一个赞美都是在"否定"我——人们强调你的不同之处或提供反讽的赞美，那是使你感到不安全的一种策略。

对自闭症患者来说，区分真正喜欢自己的朋友和偏爱自己的面具形象的肤浅熟人，是一个很有挑战性的过程。不过，探究这种差异的方法之一，就是研究一下那些在你不完美的时候一直在你身边的人。如果他们的支持是有条件的，你永远都不会放松下来。下面列出的问题，可以帮助我区分哪些人配得上塞缪尔的草莓符号，哪些人只对迁就他人的、"摇尾乞怜"的我感兴趣。

1. 我可以放心地向谁表达我的不同意见？

2. 谁帮助我以一种不带评判的方式思考自己的观点和

选择？

3. 当我伤害了某人的时候，谁会诚实地告诉我？谁会给我一个做得更好的机会？

4. 谁是那个无论如何都尊重我的人？

5. 谁能让我感觉充满活力和灵感迸发？

6. 是谁带出了我狂野、顽皮的一面？

7. 有没有这样的人——我想更坦诚地对待他，和他在一起也无须遮遮掩掩？

当我仔细思考这些问题时，我的脑海中出现了一些非常体贴的、可靠的、不吹毛求疵的朋友。他们的感情始终如一，这表现在一些微小的动作上，如记住我分享过的故事的细节。当我们意见不一致时，这些朋友试图理解我的观点，或者认真地思考我为什么会这样看待事物。如果我说了一些轻率的、伤人的话，出于友谊的考量，他们会提醒我的过失但不想让我感到羞愧。他们分享他们想从我这里得到的东西，在他们需要帮助的时候向我寻求帮助，当我在努力帮助他们的时候，他们也不会抵触。这些朋友通常也是我可以与之分享混乱情绪或不成熟观点的人，在他们身边，我哪怕显得古怪、小心眼或傻里傻气，都怡然自得。当我因为一个同事说了一些我还不明白的话而生气、悲伤或困扰时，他们的支持给了我一个安全的落脚处。

另外，我已经发现，我可以通过思考下面这些问题来确定谁注定不会成为我的"草莓人"：

> 1. 出于义务或内疚，我强迫自己花时间和谁在一起？
> 2. 我觉得我必须获得谁的认可？
> 3. 是谁让我觉得没有安全感，还不够好？
> 4. 我觉得和谁在一起很累？
> 5. 我在谁的身边时需要审视和修正自己？

通常，可以成为"草莓人"的人性格都很外向，确实给了我很多关注，但这只是表面假象。他们可能对我表现出兴趣，但他们的问题显得很尖锐或者像是一种考验。和他们在一起，并不能帮助我放松和摘下面具，而是让我紧张不安。其中有些人，我真的觉得很有趣，但我目睹了他们因为别人犯了一个社会错误或做了一个他们不赞成的选择而排斥或惩罚对方。我想到了一个非常迷人的朋友，我注意到他只是隐约告诉我，我让他失望了，但他不向我解释我到底做错了什么或者他到底为什么生气。我还想起了另一个朋友，她是一位我曾经崇拜的老作家，但每次我们出去玩的时候，她总是不停地教训我，说我太冷漠、太聪明、太"嚣张"。我可以接受她的一些意见，但她从来没有接纳过我，甚至没有喜欢过我。她并没有真正为我的成长投入精力，貌似她的主要目的就是让我难堪。

你和"草莓人"相处的时间越长，你的社交能力就越强，你就越不会把人际交往和假装压力大的表演联系在一起。与没有威胁的人共度美好时光，也能帮助你培养社交技能，而这种技能也能延续到其他关系中去。神经学家观察到，自闭症患者大脑中与社交技能相关的区域持续发育的时间要比神经正常者大脑长得多。

巴斯蒂安森（Bastiaansen）和他的同事（2011）进行的一项研究发现，尽管年轻的自闭症患者额下回（额叶中与解读面部表情有关的区域）的活动要比自闭症患者少得多，但到30岁时，非自闭症患者和自闭症患者之间的差异变得不明显了。换句话说，就如何积极地将面部表情处理和解释为社交数据而言，自闭症患者的大脑最终"赶上"了神经正常者的大脑。还有研究发现，50岁以上的自闭症患者在理解他人动机和情绪的能力方面与非自闭症患者相当。

研究人员不确定为什么会发生这样的结果，但这些发现有助于证明自闭症是一种发育障碍或发育迟缓。就我而言，我怀疑，随着时间的推移，自闭症患者越来越擅长解读面部表情和理解人类行为，因为我们最终培养了理解这个世界的方法和技巧。如果我们之前已经获得了便捷的工具，那么我们可能会以与神经正常者相同的速度发展了。对神经正常者有用的社交脚本和捷径对我们不起作用，所以我们必须教会自己发展社交本能。

随着年龄的增长以及社会交往的增多，自闭症患者能够更好地解读他人的面部表情了。但我们也应该生活在神经正常者也同样努力理解我们的世界里。当我们花时间和那些不会让我们害怕或感到有威胁的人在一起时，我们可能会在眼神交流、主动交谈和自信方面变得更自在。作为一个自闭症患者，你可能永远无法完全摆脱社交焦虑，你可能总是对被抛弃的威胁有点儿敏感。你也不需要学习用一种神经正常者认可的方式来表达自己或与他人联系。如果眼神交流对你来说是痛苦且难以承受的，那么拒绝眼神交流比适应眼神交流更重要。你可以通过与健康的、支持你的人交往而学会敞开心扉，以一种适合你的方式有效地表达自己。

当你安于现状时，你可能会发现一个附加的好处——人们不那么具有威胁性和令人困惑了。

明确而诚实地进行沟通

自闭症患者通常更喜欢明确、清晰的信息，不依赖于语气或非语言暗示。他们喜欢别人为他们制定具体的期望，给他们很多提问和澄清的机会。当他们与周围的非自闭症患者分享这些需求时，他们的关系可以更开放，允许更大深度和广度的联系。当他们接受自己沟通方式的独特特点和优势时，他们对自己不善社交和无能为力的感觉也少了很多。

表7-1总结了一些常见的自闭症沟通需求。你可以把这张表分享给你生活中神经正常者或那些更易接近的组织，你也可以做一些简单又具体的调整，以适应自己的特殊情况。

表7-1　常见的自闭症沟通需求

整体需求	你可以要求的专用空间
清晰的期望	具体的计划，包括时间、地点和可能发生的事情 明确的"是"或"不是"，不要用"我再考虑一下"之类的委婉表述 提前分发会议议程，然后遵照执行 在进行小组讨论、面试或其他高压力的公共活动之前，阅读材料、问题和讨论的主题 一步一步地详细说明如何完成任务 具体的、可衡量的结果或目标
明确的消息	不要假设人们可以用面部表情、语调、姿势、呼吸或眼泪表达情绪 直接解释自己的感受："我现在很失望，因为……" 认识和尊重边界感："貌似雪莉现在不想谈这个。" 不要因为人们没有领会言外之意而惩罚或评判他们 问一些要澄清的问题："你想让我怎么做？"

（续）

整体需求	你可以要求的专用空间
减少感官负载或社交负荷	在激烈的谈话中没有眼神交流 在开车、散步或用手做某事时，留出空间谈论具有挑战性的话题 允许人们通过短信、电子邮件或手写便笺来表达情感和观点 给人们独处的时间，以反思他们自己的感受和信念 学会识别摇尾乞怜行为以及即将情绪崩溃的迹象 在社交活动中经常提供休息时间，或者提供安静的空间供人们休息

　　就像自闭症患者渴望直接交流一样，他们也同样擅长传递信息——事实上，有时传递得太好了。在生活中，蒙面自闭症患者因为要求意图清晰、直言不讳或直接说出别人宁愿暗示的话而受到惩罚。随着时间的推移，他们学会了筛选他们的自我表达。然而，作为拥有更多生活经验和自我辩护技巧的自闭症成人，我们可以审视我们的沟通方式，并将我们的谈话怪癖转化为口才优势。

　　我在工作会议上询问会议的实际意义的次数，多得连我自己都数不清了。在学术界和政治组织中，当人们有一种需要做某事的散漫感觉，但不确定这件事到底是什么或如何完成时，通常就要召开会议了。我的过度分析型自闭症大脑渴望有条不紊的局面，我的社交焦虑和感觉统合失调意味着我希望大多数会议尽快结束。所以，当谈话让人失去了理智，大家绕来绕去说一些没用的话时，我倾向于扮演非官方的、大会协调者的角色。如果有人拐弯抹角地表达保留意见，我会试着理解他们的观点，并明确表达我自己的担忧。如果有人在不知不觉中造成行为不当或冒犯，我会尽力去纠正。在这样的情况下，许多自闭症患者可以巧妙地利用他们的"学者型儿童"身份和掩饰自闭症的本能，调用他们曾经用来安抚和降低紧张情绪的方法，让他们走向更亲社会的彼岸。

去年冬天，我参加了学校的"多样性与包容管理"委员会会议。这是快速了解大家的破冰（即打破僵局）方式之一，会议组织者让我们先进行自我介绍，然后分享我们在新冠疫情之前的生活中最怀念的事情。

这是一个非常不敏感的破冰问题。当时，我们中的许多人已经被隔离了将近一年，并且极度渴望社会交往和身体接触并期待公开活动。这是一个悲惨的、凄凉的、寂寞的冬天，好在结束了这充满死亡的可怕一年。我知道，与会者当中有几个人因新冠疫情而失去了亲人。当然，在工作会议上，你不能说你最想念的是新冠疫情之前的生活，可惜你失去了一个心爱的亲人。你必须选择一个适合工作场所、被美化了的答案，比如说你想念在你最喜欢的秘鲁餐馆吃饭的日子。不和谐的氛围会让我感到不舒服。所以，当我向大家做自我介绍的时候，我这样说：

"大家好，我是德文，我想把这个破冰话题传给大家。如果我开始谈论我在新冠疫情之前生活中错过的一切，那么我会号啕大哭！"

人们听了我的话，同情地笑了起来，我保证用轻松的语气倾诉苦难。我不想让大会协调者觉得他自己受到了批评，但我觉得有必要强调一下他提出的问题有多么让人不舒服。在那一刻，戴面具说话和真诚坦言之间并不是对抗力量，而是协调关系。

在我发言之后，其他与会者也选择忽略这个破冰问题。一个人私下给我发信息，感谢我说出了我所做的一切。在那次会议的后半场，我对委员会没有考虑一项由洛约拉大学的许多黑色人种学生提出的把警察赶出校园的建议表示失望。我承认，我发现多样性与包容管理委员会的许多目标（包括统计各种课程大纲上列出的有色人种学者的数量）有些缺憾，我认为，我们需要采取更多措施来解决校园警察暴力问题。作为一个白种人男性自闭症者，我的直率受到了重视，我知道我能提出别人可能不会关心的问题。

最初几次坚持自己的观点时，我担心自己会给人留下超级粗鲁的印象。而事实相反，我几乎总是得到别人的感谢。我了解到，许多有偏见的人发现，清晰的沟通是一种广受欢迎的解脱方式。在工作场所，精心安排的自闭症式坦率可能会派上用场。诸如"不，我没有时间""我对此感到不舒服"和"你的预算是多少"等话语跳过了繁复的社会表演，把模糊的事情变得更加具体。在最糟糕的时候，我可能会太直率或说错话，但在努力戴着面具生活多年之后，我在很大程度上找到了如何让我的自闭症式坦率为我服务的方法。

虽然自闭症患者以"不善于沟通"而闻名，但数据显示，事实并非如此。克朗普顿（Crompton）等人在2019年发表的一项研究发现，当两个自闭症患者配对在一起完成一项任务时，他们就是非常有效的社会交流者。他们在很短的时间内传播了大量的知识和细微差别，很快完成了任务，并且彼此联系更加紧密。然而，当自闭症患者与非自闭症患者交谈时，后者常常不认真聆听，而且会误解前者。这项研究表明，研究人员所认为的自闭症"社交缺陷"其实并不是真正的缺陷，而是神经正常者无法适应的沟通方式差异。

当神经多样性者推动更明确的信息传递时，每个人都会受益。如果你耳聋或听力不好，如果你是来自不同文化的、有着不同习语的移民，如果你是非英语母语的人或者你是有社交焦虑的人，那么模糊的、象征性的交流就更难解析了。一种文化越复杂、越具有象征意义，来自该文化之外的人就越难驾驭了。在某些情况下，这是一种故意为之的把关模式和排斥方法。例如，学者们训练自己用一种非常枯燥、被动和充满行话的方式来写作，这是他们智慧和严肃的标志。因为学术写作很难理解，而且只在学院里教授，所以，领悟学术的能力就成了你的"归属"标志。但是，从定义上讲，难以理解的写作是低效的写作。同样，商业世界也依赖于过于具体的术语和各种各样的体育隐喻，这可能会让那些不熟悉其大男子主义文化和沟通方式的人完全被排除在外。消除这些障碍，对于建立一个能够进化和成长的多样化的、流动的社区至关重要。

我曾经认为我非常无能，因为我无法从神经正常者的话语中读出字里行间的意思。现在我意识到大多数神经正常者也不太擅长这个。非自闭症患者能直观有效地处理复杂的情况，但也会犯很多错误。想一想，有多少次，你看到一个真正自信、性格外向的人误解了一个局势，打断了另一个人或者说了一些冒犯的话，却似乎没有意识到或者也不在乎。这种行为会产生负面后果，但是通常犯错的人不必承担这些后果。他们周围的每个人都必须努力收拾残局，澄清误解或抚平受伤的感情。作为一名公开表明身份的自闭症患者，我最自由的认识之一就是，提问、在需要的时候插话或者诚实地说出自己的感受对我来说，都是无害的。当你告诉别人你想要什么和需要什么时，你就有机会得到这个东西。你也解放了别人，让他们更公开地表达自己的需求。

放弃神经正常者的期望

自闭症作家兼舞女里斯·派珀说："当我遇到新室友时，我会告诉那个人，我不能总是洗盘子。你也不能指望我洗盘子。如果这是一个问题，我们就不能生活在一起。"

里斯在25岁左右的时候发现自己患有自闭症，之前她一直很难维持自己的生活。她性格外向，善于交际，在学校取得了很好的成绩，但她似乎不能保持自身清洁或生活空间的干净，也不能按时到达目的地。她的衣服经常被她弄得脏兮兮的，吃东西的时候总有食物黏在她的脸上。她总是忘记回复别人的短信，她的精力不够，同一个时间段里只能维持几段亲密的友谊。她发现自己患有自闭症并没有从根本上改变这一切，只是提示让她明白为什么生活如此艰难。

她说："我有残疾，我一生都有残疾。因为这是一种残疾，我有权得到一些支持，承认这一点很好。"

在接受自己患有自闭症之前，里斯试图掩盖她残疾身份的所有明显迹象。在她工作的跳舞俱乐部里，她给人的印象是风度翩翩、魅力四射，吸引客户购买大量的舞蹈课程。她善于学习社会脚本。但她与潜在的朋友和恋人保持距离。她不想让他们看到她的车里装满了垃圾，也不想让他们看到她的水槽里堆满了盘子。对她来说，给世界埋下隐患是最让蒙面自闭症患者疲惫的部分。想要看起来像一个功能正常的"成人"，你需要大量的隐瞒和失态的道歉。她在摘下面具的过程中，最关键的部分就是公开承认真实的她是什么样子、她做不到什么，让别人来善后。

她说："现在让别人坐我的车会让我很尴尬，因为它就像一个垃圾箱。但如果有人需要搭车，我会说，'去他的，让他们自己处理吧，又不是世界末日。只是一团糟而已。'"

对于包括里斯在内的许多自闭症患者来说，自我接纳看起来不像完美无瑕和平静的自爱，而更像是一种"去他的，让他们自己处理吧"的态度，帮助她摆脱隐藏的欲望。她愿意诚实地面对自己，尽管这会吓跑那些不适合她的潜在室友。慢慢地，她开始放弃衡量自己生活的神经正常者的标准。

有时自闭症患者认为，摘下面具的最终目的是克服所有的内在耻辱，彻底摆脱羞耻感。我认为这不是一个现实的标准。残疾歧视是一种无处不在的社会力量，我们无法完全摆脱它；然而，我们能做的就是学着把它当作一种存在于我们之外的文化价值体系来看待，它往往与我们的个人价值观背道而驰。我脑子里告诉我不做饭很可悲的声音，不是我的声音，而是社会的程序，来自我的内心，但我不必听从。相反，我可以唤起自己喜欢阅读、写作、跳舞和玩电子游戏的一面，我可以承认，如果吃很多零食和快餐能让我有更多的时间向那个人致敬，这是值得的交易。我也可以花时间提醒自己，我生活在一个将"高度独立"提升到荒谬的、孤立程度的世界。纵观历史，在许多不同的文化中，大多数人并不为自己做饭。食物是集体准备的或者是由专门的工人准备的，因为这是一项劳动和时间密集型的任务。快餐和街头小推车自古以来就存在！传统上，大多数私人住宅甚至没有专门的厨房，因为人们不那么孤立，准备食物的责任在整个社区都是分散的。如果我生活在一个人们不用为自己的食物准备负责的时代和地方，我在这些事情上的挣扎根本就不是残疾的表现。

因为我们确实生活在这样一个崇尚个人主义的世界里，许多自闭症患者已经学会了权衡取舍，并对求助行为感到舒适。大多数人（神经正常者和神经多样性者都一样）并不是天生就能独立完成所有事情的，为了过上充实的生活，我们要么需要寻求所需的帮助，要么放弃一些义务。这一点在自闭症教练希瑟·R.摩根的工作中得到了强调：她向客户（和她自己）提出挑战，将他们的个人价值观与他们日常生活的实际方式进行对照和比较。

"我是一个有两个孩子的已婚母亲，我们一家四口之间有一大堆残疾症状和异常情况，既限制了我的精力，又增加了我的工作量，"希瑟在她的博客中写道，"我面临一连串相互竞争的声音和优先事项，它们都在争夺我的时间和注意力。"

希瑟·R.摩根教书、写作、指导客户，并正在攻读神学研究生学位。她非常忙，由于身体残疾，她不得不在床上休息时完成很多工作。她没有足够的时间和精力去做所有的事情。但她对自己的自闭症身份和生活中最重要的事情有着敏锐的认识，所以她知道应该优先处理哪些任务、接受哪些事情、放弃哪些事情。

希瑟对自己的客户进行了基于价值观的融洽感练习，回忆过去让她觉得自己最有活力的核心时刻。她深入研究了这些关键的记忆，找出了它们如此强大的原因，并阐明了将它们联系在一起的三个价值观：诚实、联系和转变。这是她最看重的三个品质。她经常将这些价值观与她日常生活的节奏进行对比。对希瑟来说，检查她目前的生活是否符合她的价值观，可以归结为四个问题，我已经改编并创建了下面的反思练习。为了完成这个练习，你需要从下面的"基于价值观的融洽感"练习中获得你自己的价值观清单。

❧ 基于价值观的融洽感 ❧

你现在的生活是由你的价值观引导的吗？

1. 我正在做什么？

想想看：你每天是怎么打发时间的？试着在至少一周的时间里详细记录你每天是如何度过的。

2. 什么符合我的价值观，什么能给我带来快乐？

反思：在你对一周的活动做了详细的记录之后，回顾一下，哪些活动符合你的价值观，哪些不符合。你可以为每个价值观指定一种颜色，并在这些颜色中使用荧光笔来标记哪些活动与你的价值观一致。

3. 重复出现的主题是什么？

注意：有没有一种模式让你觉得完成这些活动是最好的壮举，或者是你一直期待的事情？是什么把与价值观一致的活动和与价值观不一致的活动联系在一起的？

4. 放下不属于你的东西。

寻求帮助：正如希瑟所说，"你正在做的事情中，有哪些是别人可以做的？你在做哪些不需要经常做（即便需要做，频率也很小）的事情？"

诸如这样的练习确实可以突出自闭症患者"浪费"时间的方式，可以满足他们生活中神经正常者的期望，或者只是试图遵从他们认为社会想从他们身上得到什么的模糊想法。一旦他们能够在这些隐含的要求和他们的真实自我之间创造一点距离，拒绝就变得容易多了。

希瑟在她的博客上讲述了一个客户的故事，该客户完成了这个练习并意识到，他每天晚上花两小时打扫房子和炉子，不是因为他喜欢（或欣赏结果），而是因为他的母亲教育他这样做。此后不久，他就不再这么做了。

　　我的朋友科迪（Cody）是一个有创伤史的自闭症患者，对他来说，一个重大的突破是意识到他永远无法像世俗人眼中的健全者"应该"做的那样去锻炼身体。

　　任何能让科迪心跳加速的东西都会让他想起自己被虐待的经历。在他的童年，呼吸沉重只意味着一件事：他试图逃离一个危险的境地。他的身体是一个自我保护的精密仪器，但不太适合任何艰苦的体力活动。所以他决定接受这个事实，只从事那些感觉良好的体育活动，如温和的热身、踩水或做按摩。

　　我认识无数的自闭症成人，他们决定，为了过上健康的生活，他们必须放弃某些事情。例如，许多自闭症成人（包括我）放弃了烹饪，因为这是一项时间和计划密集型的任务。安排好做饭和买菜的时间，准备食材，记住有哪些食材，及时处理剩菜，提前几天知道你能忍受哪些味道——这些都是值得付出的努力。相反，我们完全放弃了负担，依赖现成的零食和快餐。或者让你爱的人帮忙做所有的饮食计划并购买相关食材。只要吃饱了，有时间做我们生活中最重要的事情就足够了。

　　对许多蒙面自闭症患者来说，他们在成年后意识到自己一直与残疾共存的事实是一段震惊世界的经历。调整自我概念是一个漫长的过程，可能包括哀悼、愤怒、尴尬，以及无数"等等，这算是自闭症吗"的启示。虽然蒙面自闭症患者中的许多人把自闭症身份看作生活中的一个积极因素，但接受自己的局限性也是这段旅程中同样重要的一部分。他们对自己擅长的地方和需要帮助的地方越清楚，就越有可能维持一种高度相互依赖的、可持续的、有意义的存在。

这个谜题的最后一个（我认为也是至关重要的）部分是重新设定你对正常或健康的自闭症生活的期望。让你的神经类型正常化的最好方法就是和其他自闭症患者和残疾人在一起，吸收群体的丰富多样性，学会欣赏生活的众多独特方式。

寻找并创建你的归属感

蒂莎（Tisa）说："大多数普通人不明白的是，这个变态的世界里充满了自闭症怪咖。人们认为这是一件可怕的、紧张的、奇怪的事情，就像……只是一群怪咖学习不同种类的绳子，并通过鞭打和踩踏进行自我刺激。"

蒂莎在美国中西部郊区组织了一年一度的"绑缚与调教、支配与臣服、施虐与受虐"（BDSM）大会。她看起来就像你在那个场景中所期望的那样：长发及腰，扎着紫色的辫子，穿了很多黑色的衣服，打了很多洞。她也是一个完全自闭症怪咖。当她不忙于在酒店会议中心布置地下城的后勤工作时，她会和朋友们玩棋盘游戏，画微型雕像。蒂莎说，她的怪咖社交圈和她的变态社交圈有着很大的重叠。两个群里都有神经多样性者。

"自闭症患者喜欢在'地牢探宝游戏'中迷失5小时，我们中的一些人也喜欢被束缚的感官体验。这两个群体都是面向外来者的。"

自闭症患者从零开始，建立了许多小众群组，这既是出于需要，也是因为他们的兴趣和存在方式，嗯，很奇怪。如果你走进任何一场兽迷大会、动漫俱乐部、BDSM地牢、无政府主义者地盘或者竞争性的电子游戏赛道，我可以保证，你会在那里看到几十个自闭症患者，他们中的许多人担任重要的领导或组织者职位。

自闭症患者创造了粉丝圈的概念。史蒂夫·西尔伯曼在他的《神经部落：自闭症的遗产和神经多元化的未来》一书中描述了20世纪初的自闭症患者如何走遍全美，他们开车、步行甚至跳火车去见与他们拥有共同兴趣的人。在科幻小说的早期，患有自闭症的成人创办了第一批同人杂志，并通过邮件和广播互相交换同人小说。自闭症患者帮助策划了第一次科幻大会，是早期的星际迷和同人小说作家。早在互联网出现之前，自闭症患者就通过杂志背面的个人广告找到了彼此。一旦互联网建立并运行起来，自闭症患者就会充分使用论坛、聊天室、大型多人在线游戏和其他帮助他们找到群体和组织的社交网络。

这不仅仅是因为自闭症患者倾向于痴迷高度特定的主题，并且拥有建立这些网络所必需的技术技能。事实上，许多蒙面自闭症患者更注重社交和实际方面的网络与面对面的交流。他们通常负责安排桌面游戏会议、调整论坛设置、让网站看起来很舒服并编写会议规则，以防止成员打架。

"我不是那种有数学头脑的自闭症患者，"蒂莎说，"我是那种为别人着想的人。什么样的场地对大家来说最舒服？什么椅子适合胖人坐？我怎样才能不让这个人和他讨厌的那个人打交道？这就是我在脑海里制作图表的那种东西。"

当自闭症患者在策划活动时，他们可以为他们的感官需要和社会需求量身定制环境背景。在自闭症患者创造和维护的小型的、不加掩饰的亚文化中，我们可以看到一个真正接受神经多样性者的社会可能是什么样子。事实证明，一个接受自闭症的世界对很多人（不仅仅是自闭症患者）来说都是广泛的。这样的世界让每个人都感到十分舒服。

我过去常常宁可回到怪咖群体，也不愿意与任何不能像我一样掩饰自己尴尬的人交往。我竭尽所能地让自己看起来举止普通和神经正常，我担心，如果我站在一个违反社会规则的人旁边，我就会被迫暴露我隐藏的怪咖身份。

我遇到过一些特别讨厌自己的跨性别者，他们对任何他们认为会让自己群体看起来很糟糕的人都表现出同样的态度。例如，他们可能会怨恨那些毫不费力就能"冒充"顺性人的明显跨性别者，或者声称那些没有经历令人衰弱的性别焦虑的人，只是在假装自己是跨性别者以引起人们的注意。这是一种可怕的自我挫败的态度，让他们的精神分裂，远离和憎恨彼此。他们的自我厌恶驱使他们分开，而不是建立他们迫切需要的网络支持和组织力量。

虽然我意识到这种态度对跨性别者来说是多么具有破坏性，但我过去也对与其他自闭症者联手的行为抱有成见。这正是我对待我以前的同学克里斯这样的自闭症患者的态度。在同龄人面前，我像其他人一样取笑他，而在内心，我痴迷于他的举止和动作。直到现在，回首往事，我才意识到我喜欢克里斯，被他吸引住了。他聪明又有趣，他的身体可以随心所欲地运动。我着迷了，却憎恨和害怕这种感觉。内在化的耻辱在我心中凝结，毒害了我的感情，使我成为一个自我憎恨的偏执狂。

在30岁左右的时候，我终于开始接受自己的自闭症患者身份，并结识其他自闭症患者，我那错位的仇恨慢慢地也消失了。第一步是加入当地一个性别酷儿群体的讨论小组。我没有打算在那里遇到自闭症患者，但我最近发现我是神经多样性者，并很快在其他人身上发现了我自己的一些特征。每个人都有点害羞，感情疏远，但一提到他们最喜欢的漫画或哲学图书，他们就会兴奋起来。

人们正在尝试独特的风格和性别表现，但没有人因为看起来"错误"或未能正确执行性别规范而受到批评。

性别酷儿群的规则和程序似乎也是为自闭症患者之间的交流需求而量身定做的。该群版主每周提供一个特定的讨论话题，并阐述如何知道何时说话、如何尊重他人的界限以及如果有人不小心说了冒犯的话，我们该怎么做和怎么说的具体规则。和我同龄的成人带着毛绒玩具和其他令他们舒适的东西来参加会议，而且从来没有抬头或眼神交流。有些人悄无声息地来了，蜷缩在地板上，几乎什么也没说。每隔几周，这个小组就会迎来一个"毯子堡垒日"，在那一天，大家一起把荧光灯照亮的会议空间变成一个舒适的、装饰着童话般的灯光的小房间，里面摆满了枕头和被子。即使在几年前，我也会羞于把自己带到这样一个感情用事的地方，但我当时迫切需要更多的跨性别朋友，而在性别酷儿群里，我感到很自在。

参加性别酷儿群的几个月后，自闭症的话题出现了。我向所有人展示了自己的残疾，并发现许多与会者也是神经多样性者。我从组织者那里了解到，该群体的政策和结构是考虑到神经多样性人群的需求而制定的。在该群运作的许多年里，其中的许多领导者都患有自闭症，或者后来发现他们患有自闭症。难怪这是我成年后第一次真正感到自在的公共空间。我开始和群成员一起出去玩，发现我不再为自己是"怪咖"群体中的一员而感到羞耻了。相反，我觉得自己被人接纳了。

这些经历让我想要去拓展自己的视野，去认识其他古怪的、神经多样化的成人，他们公开地过着自己的生活，也不会看不起我。所以，我开始参加芝加哥公共图书馆的自闭症自我倡导小组会议。在那里，我也立刻感到了轻松自在。我们都错开坐姿，指着不同的方向，一边聊天一边低头看鞋或看手机。我觉得没有必要坐直，把脚放在地板上，假装微笑和点头，保持谈话继续进行。随意就是一种幸福。

我参加的自闭症自我倡导组织是芝加哥自闭症反对治疗自闭症组织，它最初是美国自闭症自我倡导网络的一个分会。该组织的两个版本都是由小提莫修斯·戈登组建和管理的，他是自闭症研究者、自我倡导者，也是足球和《口袋妖怪》的爱好者，我在第一章中提及过他。小提莫修斯·戈登的"摘面具之旅"很大程度上是由他寻找和创造社区空间的天赋决定的，这些空间允许他做自己，也让其他自闭症患者自由地做自己。

小提莫修斯·戈登在童年和青春期表现出一个热爱足球的酷男孩气质，后来他就读于明尼苏达大学，加入了一个兄弟会，并在那里交了新朋友。他还开始参加诗歌大赛，并与其他怪咖见面。慢慢地，他开始开拓了对自己的看法并找到了志同道合的人，他们能欣赏他的方方面面。

"在芝加哥，我就是那个戴着面具的人，"他解释道，"我必须成为一名学生运动员，基本上是'舞会之花'或者随便你怎么称呼。我是一个对社会提供的一切都感兴趣的人。我必须扮酷。但我在明尼苏达州发现，我可以做我自己，仍然会得到很多关注。"

几年后，当他搬回芝加哥时（在亚特兰大住了一段时间，并与那里的自闭症自我倡导社区建立了联系），小提莫修斯·戈登发现他能够加深现有的友谊，并建立新的友谊。既然他知道自己完整的、公开的自闭症自我是被爱和被欣赏的，他可以建立起他全身心投入的关系。他是一个有才华的作家和表演者。他也是一个很酷的人，可以用亲切的微笑照亮整个房间。他还是一个正义的倡导者，知道如何为残疾人组织和开发资源。他也是一个怪咖，可以坐在家里一两天，持续玩游戏和充电。他把这种随和而激进的接纳精神带到了他为自闭症社区所做的组织工作中。他在作品中以黑色人种和棕色人种的自闭症患者为中心，并确保他创造的空间积极、热情地迎接LGBTQ人群。在其他组织者的帮助下，他推行了《社区紧急服务和支助法》(CESSA)。伊利诺伊州的这项法案将建立一个心理健康响应小组来处理与心理健康有关的911电话，而不是派遣警察或执法部门。在工作中和在社会生活中一样，小提莫修斯·戈登找到了一种充分体现他的价值观的方法，并努力使芝加哥成为一个真正尊重和珍惜黑色人种自闭症人格的城市。

大约在我发现小提莫修斯·戈登组织的自闭症自我宣传会议的时候，我就决定要弥补我在童年和青春期的自我否定，并开始参加动漫大会和漫画书大会。在那里，我再次找到了自闭症式的幸福。每个人都穿着舒适、醒目的衣服。你可以根据一个人的服装或者佩戴的电子游戏主题胸针来决定是否与之交谈。这个群体中满是有趣的人，他们埋头分析几十年前几乎没有人读过的书中情节。他们毫不掩饰的激情点燃了我的自爱之火。

这不仅仅是因为这些不同的团体里都是像我这样奇怪的人。这些群体的设计是为了让我们感到舒适。反骚扰政策明确规定了你应该如何与他人交往，以及如果你目睹了暴力、性骚扰或偏见，你应该怎么做。在许多监狱里，你可以使用应用程序来报告问题或骚扰，所以，即使你被困在了自闭症式情绪崩溃的过程中，你也可以寻求帮助。每个角落都有志愿者，帮助人们驾驭空间，解释你该站在哪里和做什么。那里还有对感官友好的房间，任何感到不堪重负的人都可以在昏暗的灯光、柔和的音乐和零嘴小吃中放松心情。

我对动漫文化欲罢不能，所以我开始参加更多的活动：兽装舞蹈、动漫中心、国际皮革先生。就在那时，我遇到了蒂莎，自闭症BDSM的组织者，我了解到，神经多样性的组织者就在这些空间的核心地带。

她说："人们说互联网是自闭症患者的世界，由自闭症患者建立。"但现实生活中大多数的怪咖和怪癖亚文化也是如此。把这些东西放在一起，需要自闭症患者的激情，还需要让自己的奇葩旗帜随风飘扬的决心。

的确，自闭症患者是许多社区的推动力量。在兽装舞蹈上，每年都会有多个关于自闭症的小组讨论，因为这两种身份有太多的重叠。布朗尼社区（《彩虹小马》的粉丝群）以自闭症儿童和自闭症成人为主而闻名。网飞公司关于亚文化的纪录片强调了这一事实，也有研究论文指出了怪咖粉丝对自闭症成人和自闭症儿童的治疗益处。动漫、漫画和连环画的世界也充斥着各种年龄段的神经多样性人群。

成年残疾人帮助策划展板，围绕人们的感官需求建造空间；他们提供大部分节目，为摊位提供工作人员，亲切地手工制作经销商商铺里出售的商品。我们很难准确估计这些亚文化中有多少自闭症患者，但显而易见的是，自闭症患者已经从头开始帮助构建了亚文化，一方面是因为他们迫切需要找到归属感的地方；另一方面是因为"极客亚文化"为他们的过度专注提供了一个很好的出口，也是一种表达他们的不同而又不太脆弱的方式。

研究表明，当自闭症患者和神经多样性者在一起时，前者在社交上感觉更自在。他们也渴望友谊和归属感，就像非自闭症患者一样。虽然非自闭症患者错误地认为他们对社交不感兴趣，但他们中的大多数人每天都在努力寻找被人接纳的机会。当他们花时间和别人在一起时，他们更容易以一种真诚而轻松的方式满足那些社交需求。

正如里斯·派珀所说，"是神经正常者将自闭症归类为一种社交障碍。"自闭症患者实际上并不缺乏沟通技巧，也不缺乏建立联系的动力。他们并不是注定要永远感到孤独和心碎。他们尽了最大的努力，可以走出那种追求神经正常者的接纳和尽管尽力却遭拒绝的悲剧而造成的心碎循环。相反，他们可以相互支持和鼓舞，并创造他们自己的神经多样性世界，在那里，每个人，包括神经正常者都是受欢迎的。在本书的最后一章，我们将讨论这样一个世界可能是什么样子。但在我们讨论重塑世界以使其更适合我们之前，下面列出一些与自闭症患者和其他神经多样性人群建立社区的建议。

自我倡导组织

- 寻找那些自称为自我倡导团体或残疾正义团体的团体，这些团体由自闭症患者经营，为自闭症患者服务。
- 如果一个团体首先关注的是为自闭症患者的自闭症家庭成员服务或者支持寻找"治疗方法"，那么它很可能是一个"唱反调"的团体。
- 避开"自闭症之声"以及任何与"自闭症之声"合作的

组织。

- 值得信赖的组织将由自闭症患者管理，并允许各种不同的参与方式，以非语言型自闭症患者和身体残疾人士为中心。

网络社群

- 我建议你在自媒体平台粗略地搜索一下自闭症自我倡导团体，尤其是你所在地区的团体或者特定社区的团体。
- 在reddit上，r/ autismtranslations是一个深入讨论、资源共享和探索自闭症身份的好地方。我也喜欢r/Aspergers和r/ aspiemes，r/ autiticpride也很活跃。
- 当你搜索标签并寻找要关注的账号时，寻找那些以黑色人种和棕色人种的自闭症患者的声音、以跨性别自闭症患者和非语言型自闭症患者为中心的社区，以及那些鼓励健康冲突和异议的社区。
- 避免为自闭症儿童的非自闭症父母设立的群组和页面，避免将自闭症儿童化或过度简化我们经历的群组和页面，避免将个人的经历过度概括为所有自闭症患者的代表。

特别兴趣聚会

- 认识志同道合的神经多样性者的一个好方法，就是加入致力于你们共同兴趣的社区。在网上搜索当地的漫画小组，寻找"龙与地下城"游戏新玩家、动漫或角色扮演俱乐部、觅食小组、徒步旅行小组，或者致力于任何你感兴趣的俱乐部。

- 如果粗略的网上搜索没有找到任何你感兴趣的团体，就找一下当地图书馆、书店、漫画店、公园、咖啡馆或收藏品店举办的活动和运动。

- 寻找与你的特殊兴趣相关的会议，并加入与他们相关的在线社区。通常有一个强大的当地社区，全年都会举办小型聚会和活动。

- 由于致力于共同兴趣的团体并不是明确针对自闭症患者的，请尝试收集有关其无障碍政策的信息。例如，虽然有许多自闭症患者也是动漫怪咖，但社区中也有一小部分人是残疾主义者、种族主义者，还有另类右派倾向。这几乎适用于任何广泛的社区；可能需要进一步挖掘才能找出给你安全感的空间，并遵从你的价值观。

一般提示和注意事项

- 第一次见到新朋友或参加活动时感到尴尬或不自在是很常见的现象。如果出现严重的危险信号，我建议你在得出不当结论之前，三思而后行。

- 注意一下，社区鼓励谁（忽视谁、阻止谁）参加活动或进入某个空间。在富裕的白种人更容易进入的社区里开会吗？该地点对坐轮椅的人方便吗？

- 虽然不存在极易接近的群体（因为有些人有不兼容或竞争的访问需求），但群组应该尽最大努力容纳当前和潜在的与会者。是否存在非语言的和异步（即非实时）的参与方式？与会者的感官需求是否让人期待（例如，禁止使用刺激性香水的政策）？

- 随着你对一个群组的了解加深，注意群员是如何处理冲突和批评的。领导层是否欢迎批评并认真对待？群员们是否能够处理健康的冲突并将其视为成长的源泉，或者是否存在尽快"平息事态"的巨大压力？你是否觉得这是一个可以自由改变想法或犯错的空间？

- 如果你一生都戴着自闭症面具，你可能会在以自闭症为中心的空间里感到一些焦虑。你甚至会发现自己吹毛求疵的行为。记住这是完全正常的。社会已经在你的头脑中灌输了非常具体且往往残酷的规则，一开始看到有人违反其中的一些规则，可能会让你感到不舒服。随着时间的推移，你会对明显的神经异常行为感到更舒服，这也会让你更容易敞开心扉。

Chapter 08
第八章

缔造神经多样性者的世界

大多数国家的法律体系、卫生保健体系和教育机构都使用所谓的残障医学模式来处理残疾问题。残障医学模式将残疾理解为存在于个体身心中的一种状况。如果你是残疾人，就是你个人有毛病，必须被识别、被诊断，然后接受治疗或被治愈。医学和精神病学的目的是确定人们的毛病并开出某种干预措施，使这种病症消失。正是由于这种信念体系，我们才有了像"自闭症之声"这样的组织，他们把自闭症描述为一种可怕的痛苦，近乎把孩子从父母身边偷走，迫切需要治疗，首推ABA之类的疗法，该疗法不能提高自闭症孩子的幸福感或舒适感，但确实让他们变得顺从，还减少了他们父母致力于忙碌且高效生活的障碍。

残障医学模式给了我们中的许多人（以及我们的大多数医生和治疗师）这样一种观念，即人类的痛苦最好被理解为一个可以通过个人改变解决的问题。对许多疾病和残疾来说，医疗护理和医疗镜片无疑是合适的。如果你是一个因神经损伤而每天疼痛难忍的人，医疗和药物可以帮助你。如果你患有退行性疾病，并且病情逐渐恶化，如多发性硬化，那么你完全有理由支持医学研究以寻求治愈方法。

残障医学模式的失败之处在于无法理解来自社会排斥或压迫的残疾人。有时，社会（和精神病学机构）认为是个体缺陷的东西，实际上是一种完全良性的差异，只是需要适应和接受。虽然同性恋曾经被归类为一种精神疾病，但实际上它从来都不是精神病。试图"治愈"同性恋从未奏效，只会造成更多的心理伤害。事实上，将同性恋者归类为病态会造成一种错觉，即他们实际上患有精神疾病，因为排斥和羞耻感确实经常导致抑郁、焦虑、药物滥用和自残行为，以及其他心理问题。

残障的社会模式最初是由残障学者迈克尔·奥利弗（Michael Oliver）于20世纪80年代提出的。奥利弗在其著作中将残疾描述为一种政治地位，一种由我们周围的系统创造的地位，而不是源自我们的思想和身体。大多数教育机构排斥聋哑学生，这就是明显的例子。社会上有一些完整的学校系统和社区，由聋哑人管理，为聋哑人服务，每个人都使用手语，并提供音频说明和其他资源，这是理所当然的。在这种情况下，听力障碍者不是残疾人。事实上，如果一个不懂手语的、听力正常的人生活在一个以听力障碍者为中心的世界里，他就会被边缘化。

然而，在大多数人生活的世界里，听力障碍和使用手语大多不受欢迎，这表明一个人有缺陷。"哑巴"这个词是一种侮辱，主要是因为不会说话的听力障碍者被认为比能说话、听力正常的同龄人能力更差、更不完整。由于这种态度，大多数公共场所不能为听力障碍者提供他们需要的资源。就这样，大多数学校（和其他机构）把听力障碍者逼成了残疾人。盲人也是如此，他们经常被排除在公共教育之外，无法获得盲文材料和屏幕阅读软件。肥胖的人也是如此，他们的身体在公共交通、教室或医疗设备上都无法容纳，他们经常被排除在医学研究之外。

残障的社会模式适用于自闭症患者所经历的许多挣扎。每个自闭症患者都一再被忽视和被排斥，因为社会把他们的差异视为可耻的缺陷，而不是人类需要接受的基本现实。通常，他们的残疾完全是出于武断的原因，就像聋哑人所遭遇的那样。一个人人都使用手语的世界是可能存在的，但由于较之听力障碍者，听力正常之人的数量更多、社会权力更大，他们的母语得到了优先考虑。同样，一个不需要眼神交流的世界是完全可能存在的（事实上，在许多文化中，避免眼神交流被认为是礼貌的）。然而，在期待眼神交流的文化中，感到痛苦的自闭症患者在社交和职场中都是残疾的。不仅仅是自闭症患者会受到这种规范的惩罚，那些因为社交焦虑、创伤或家庭文化不鼓励眼神交流而难以进行眼神交流的人，也会受到这种社会规范的伤害。

患有社交障碍与强行戴面具，二者密切相关。如果在公共场合进行自我刺激会让你受到攻击或被捕，那么你既有社交障碍，又要强行戴面具。如果你在工作中苦苦挣扎，因为你不能按照精心设计的、未明说的社会规则行事，结果你失业了，那么你就患上了社交障碍，并因未能正确掩盖这一病症而受到了严厉的惩罚。这就是为什么在个人层面上摘下面具的行为具有局限性。个人的解决办法无法解决影响深远的压迫制度。只要自闭症患者生活在一个不断创造和再创造残疾身份的文化和政治体系中，他们就不能完全自由地摘下自己的面具，真实而轻松地生活。

目前，拥有最大自由揭露面具的自闭症患者（或任何神经多样性者）是那些在其他方面拥有强大社会地位的人。我有一个博士学位和一份轻松的教授工作，这意味着我可以自己设定很多天的日程安排，可以穿得舒适、古怪，不会让我感到性别焦虑或感官压力，当我感到崩溃时，我可以在日历上留出独处的时间。我那些在杂货店、餐馆、酒吧和日托中心工作的自闭症朋友就没有这样的选择。他们每天的日程安排、着装，甚至情绪表现都在工作时受到严格控制。很多时候，他们必须强颜欢笑，忍受痛苦，承受巨大的心理伤害，才能保住饭碗。作为一个身材矮小的、"不具威胁性"的白种人，我可以在公共场合拍手，做出各种脾气暴躁的表情，而不会有什么后果。相比之下，如果一个黑色人种自闭症患者或一个高个子自闭症跨性别女性在公共场合举止不得体，他们可能会受到骚扰，警察会找上门，甚至更糟。

从理论上讲，许多被剥削和被边缘化的自闭症患者在医学上可能没有我那么"健康"。他们可能患有抑郁症、焦虑症、偏头痛、胃痛等。为了应对生活中的极端压力，他们比我更有可能吸烟、喝酒。他们没有我睡得那么多，身体也不那么自在。但他们的残疾在医学上并不比我的严重。他们只是比我更缺乏社交能力、社会权力和自由度，这让他们付出了真正的代价。

所有自闭症患者能够摘下面具的唯一方法是社会发生巨大变化。一个规范更灵活、污名更少的世界是一个更容易接近的世界，人类痛苦也会少得多。这个世界也更加欢迎精神疾病患者、移民和散居海外的人，以及任何因为不是千篇一律的完美工人而遭受痛苦的人。正如精神人类学家罗伊·理查德·格林克（Roy Richard Grinker）在他的同名著作《谁都不正常：文化、偏见与精神疾病的污名》(*Nobody's Normal*)中所写的那样,我们目前对心理健康的定义与国家和雇主对高效、无害、顺从的渴望有关。过于强烈的情绪,过于幼稚和无益的激情,过于重复的习惯,以及需要日常帮助的身心,所有这些都挑战了这种极其狭隘的健康定义。只有扩大我们对可接受的人类行为的定义并努力满足他人的多种需求,我们才能前进。

许多人今天被归类为残疾人或精神疾病患者,可能会在工业化的资本主义经济之外过得很好。在一个相互依赖的社会里,一个人可能会成为猎人、助产士、讲故事的人或女裁缝,但如果被困在办公室里,就会显得不正常。事实上,某些基因组学的证据表明,当人类从以狩猎采集为基础的社会转向以农业(后来是工业)为基础的社会时,预测神经多样化的等位基因就成了不利因素。例如,在日常生活提供的刺激和新鲜感不如狩猎和采集生活的社会中,注意缺陷多动障碍的特征变得不利。一些研究人员从理论上认为自闭症也是如此,但关于这一主题的许多研究都做得很差,因为它们认为自闭症永远是病理性的,这是对生殖成功的损害。然而,我们并没有充分的理由相信这在所有社会和所有时期都是正确的。我们的生活方式和彼此关心的方式是如此之多,并不总是像今天这样支离破碎。

许多神经类型的人根本不适合长时间的工作、长时间的通勤、核心家庭[○]和孤立的"独立自主"。可以说,我们都不适合这样,朝九晚五的工作日并不是基于证据的,但我们中的一些人遭受的痛苦比其他人更明显、更普遍。我们打破目前对心理健康的狭隘

○ 指一个家庭中只包括父母和子女的家庭结构。——译者注

定义，赞美不同的思维、感觉和行为方式，结果改善了无数人的生活。我们改造社会，使其更加灵活和包容差异，结果改善了所有人的身心健康。如此，摘下面具就是一个政治目标。它要求我们重视所有人的生命，无须考虑一个人的能力或需求，并将社会视为一个照顾所有人的社会系统，而不是一个让每个人都尽可能富有成效的机器。

那么，我们该如何创造一个包容神经多样性的世界，差异不再被视为病态，每个人都能自由地做真实的自己？这是一个崇高的目标，但这里有一些具体策略，是大多数自闭症自我倡导组织所倡导的，还得到了现有社会科学的支持，我相信这些政策会产生真正的影响。

完善自闭症患者保护法

在美国，《美国残疾人法案》（ADA）极大地改善了残疾人的生活，扩大了他们参与公共生活的能力。这项法律针对两个主要的政策领域：首先，它要求建筑物和公共交通变得更加方便（例如，要求提供方便的停车位和轮椅坡道）；其次，它禁止在住房、招聘、晋升和补偿方面歧视残疾人。世界各地都通过了类似的残疾人权利法案，旨在通过给予残疾人公平的住房、工作、教育以及公共资源和空间，为残疾人创造更多的机会。

遗憾的是，尽管《美国残疾人法案》有很多优点，但它和许多类似的法律都做得远远不够。尽管这项法律导致当局修建了数千部电梯和轮椅坡道，并在公共厕所外安装了无数盲文标志，但它也为许多古老的历史建筑提供了例外。该法律通过30多年后的今天，许多小企业仍然无法使用轮椅和其他辅助设备。在某些情况下，顽固的城市和企业利用法律漏洞，使他们能够无视《美国残疾人法案》的规定，比如旧建筑和基础设施的"祖父原则"[○]。

在整个20世纪80年代，芝加哥交通管理局拒绝购买装有轮椅升降机的公共汽车，尽管它一再向残疾人社区承诺，所有新设备都将是无障碍的。在长达数年的一系列组织良好的、具有破坏性的抗议活动中，身体残疾的活动家用轮椅阻塞街道交通，每次持续数小时，直到市政府最终让步，同意提供方便的交通选择。即使在《美国残疾人法案》被写入法律之后，这种对残疾人的排斥依然存在。例如，直到今天，大约三分之一的机场快线火车站没有为轮椅使用者提供电梯。每当一个车站被改造为包括电梯和轮椅坡道时，当地企业主和居民都会对改造带来的不便和昂贵费用表示愤怒。

《美国残疾人法案》对建筑要求的执行因州而异，甚至那些完全符合要求的建筑实际上也只有几种进入方式。例如，《美国残疾人法案》没有要求公共事件必须配字幕或手语翻译，也没有要求为那些不能离开家的人提供远程服务。该法律对明亮的灯光、强烈的气味、嘈杂的音乐或其他任何让自闭症患者无法进入公共场所的感官折磨问题都没有规定。通常，技术上符合《美国残疾人法案》标准的建筑物实际上仍然无法进入。例如，我的朋友安吉尔使用轮椅，需要帮助才能上厕所。许多符合《美国残疾人法案》的卫生间隔间都大得可以容纳安吉尔的轮椅，但又不够大，不能同时容纳他的轮椅和他的护理人员。大多数建筑也过于嘈杂和拥挤，安吉尔无法搞定，所以，他被排除在公共生活之外的原因有很多。

○　指按各国原二氧化碳的排污水平配给初始排放权。——译者注

如果要让自闭症患者完全融入公共生活，那么我们必须大大扩大无障碍要求，以涵盖自闭症患者的感官需求，并规范活动和建筑物的无障碍设施。不只是建筑会对残疾人的身体和思想产生"敌意"。正如本书一再表明的那样，残疾人被排除在外的许多方式比明确没有坡道或盲文标志要微妙得多，也更社会化。今天，一些杂货店和零售店每周为自闭症患者及其家人提供"感官友好型"时间，届时，灯光暗淡，人群减少，音乐和广播系统关闭。目前，这是在完全自愿的基础上完成的，世界上只有少数商店这样做，但它为感官可及性指南提供了一个有用的蓝图。自闭症自我倡导网络也有一个关于创造"感官友好型"空间的最佳实践工具包，其中强调了以下几点：

营造感官友好型公共空间

来自自闭症自我倡导网络的建议

视觉

- 调暗灯光
- 使用漫射光源，而不是头顶灯或荧光灯
- 限制使用闪光灯摄影
- 在演示幻灯片中使用清晰的对比色
- 使标牌和宣传册变得简单易读
- 限制"视觉噪声"：删除分散注意力的图形、海报等

听觉

- 提醒人们将手机通知调成静音
- 用"闪亮的手指"或其他更安静的方式代替掌声

- 确保演讲者持续使用麦克风——大喊大叫比均匀地对着麦克风说话更难理解
- 在可能的情况下，为空间配备能够吸收和抑制回声的材料。即使是一块大地毯也会有很大的不同

触觉

- 默认的问候方式是碰肘或挥手，而不是握手或拥抱
- 采用宽松的着装要求，这样人们就可以穿着舒适
- 让压力球、指尖陀螺、涂鸦等的使用正常化
- 不要认为化妆、不舒服的正装、高跟鞋或胸罩会让人更"专业"
- 腾出椅子，在角落或障碍物附近提供半私密的座位

嗅觉和味觉

- 禁止在活动中使用刺激性香水或古龙水
- 使用屏障或风扇将厨房和浴室的气味与其他区域隔开
- 使用感官友好型绿色清洁用品
- 对于餐饮活动，提前告诉与会者确切的菜单
- 提供"清淡"的食物作为备用

《美国残疾人法案》（以及世界各地的类似法律）既要确保公共空间在感官层面上的可及性，又要扩大公共活动的可及性。当然，这些法律还应该为大型公共活动提供字幕、手语翻译和虚拟参与选项，而不是像现在这样仅仅事先提出要求。在许多情况下，扩大公共活动的可及性需要提供足够的资金和资源，包括关于可及性的含义及其重要性的教育。这种方法将促进改变（并重塑公

众对残疾人的态度），远远好于更具惩罚性的、基于细节的方法，至少在涉及公共事件时是这样的。

当涉及执行建筑无障碍要求和防止住房和就业歧视时，《美国残疾人法案》可以重新修订，赋予残疾人更多自我倡导的权利。加利福尼亚州是美国最遵守《美国残疾人法案》的州之一，部分原因是，在该州任何残疾人遇到残疾人无法进入的企业，都可以自由起诉该企业，要求至少4000美元的损害赔偿，外加法律费用。这种方法赋予了残疾人在遇到无障碍问题时挑战无障碍的法律权力，以及这样做的经济手段，而不是简单地希望国家最终对无障碍建筑进行检查。而在美国的大部分地区，残疾人很难证明他们受到了歧视或排斥。如果将加利福尼亚州的模式推广到全美，并将其修改为适用于就业和住房歧视案件，残疾人将有更多的权利诉诸歧视性待遇。

结束大多数州的随意就业状态，也将大大改善成年残疾人的生活。目前，经理们一旦发现自闭症患者（或抑郁症患者、精神分裂症患者或图雷特综合征患者）有残疾症状，就会轻而易举地解雇他，只要经理们撒谎，说解雇他不是因为残疾。因为任何人都可能在任何时候因为任何原因被解雇，所以几乎总是有一个可接受的残疾歧视的盾牌。

扩大对工人的保护，加大在没有通知的情况下任意解雇员工的难度，将有助于防止这种情况发生，并将改善无数人的财务和工作保障。自闭症患者从清晰的、可衡量的工作成果中受益，而摆脱随意雇用将迫使公司以书面形式明确表达他们的期望。确立残疾人长期休假和短期休假的保护法，也将改善许多残疾人的生活质量，包括自闭症患者，而他们极度倦怠的风险很高。这意味着他们会感受到更少的压力来掩盖他们正在经历的任何痛苦或绝望。在法律上要求雇主在没有残疾证明的情况下提供弹性工作时间和远程工作选择，也会极大地惠及自闭症员工（无论是确诊的还是自我意识到的），并使父母、照顾老人的人以及其他许多人更容易找到工作。在许多方面满足自闭症患者的需求，将为每个人创造一个更宽容的世界，而无须强迫让他们摘下自闭症面具。

广泛践行社会规范

以我上述的方式扩大公共空间的可及性和对工人的保护，将对公众对残疾和神经多样化的态度产生巨大影响。欢迎更多的自闭症患者融入社会，这一简单的举动不仅是一种强有力的、象征性的支持姿态，也是在使神经多样性的举止、行为和沟通方式正常化方面迈出的一大步。如果安吉尔可以轻松地使用公共厕所，在公共图书馆或杂货店走动而不会体验感官崩溃，那么他所在社区的更多成员将能够见到他，与他互动，并见证他使用iPad进行刺激和交流。起初，安吉尔会遭遇比以往多得多的目光和问题。但随着时间的推移，在他的社区中，神经正常者会发现他的差异是平凡的，并开始认识到，需要看护者支持的、不会说话的人是复杂的，还会完全意识到人类需要倾听和包容。

从历史上看，患有精神疾病和残疾的人被关进了相关机构，因为他们被认为是不雅观的，是对公共秩序的威胁。在整个欧洲历史上，收容所是为任何藐视社会规则的人提供的地方，包括拒绝工作的债务人，违反当时伦理和道德规则的罪犯，以及长相不寻常或行为不寻常的人，即使是完全善意的人也会遭殃。诸如无害的身体缺陷之类的小特征都可以成为排除某人自由、公开生活的理由。今天，我们仍然带着这些观点继续生活。即使是在20世纪，直到20世纪80年代"去机构化"（deinstitutionalization）盛行之前，人们仍然认为，让智障人士和明显患有自闭症的亲属远离社会，甚至远离他们的家人，是正常的和恰当的。把残疾人和神经多样性者关在机构里，形成了一种耻辱和社会压制的反馈循环，与规范稍微偏离的人是不可想象的，也是不被关注的，因此，社会围绕一个越来越狭窄的生存领域来塑造自己，这反过来又使偏离者的下一代的生活更加艰难。只有抵制这种拒绝和非人性化的恶性循环，重新开放社会，我们才能消除已经造成的巨大伤害，建立欢迎所有人的机构和社区。

社会心理学研究表明，与边缘化群体接触，确实有助于减少公众对这些群体的偏见。然而，只有特定形式的接触是有益的。毕竟，美国南方的白种人奴隶贩子每天都与被他们剥夺了自由的人有定期的接触，但这种接触并没有减少他们对白种人至上主义的倾向。围绕这种关系的权力结构和剥削被奴役黑色人种的经济动机，使得这种接触不可能改变社会秩序。今天，当黑色人种活动家声称，他们不只是想在白种人机构中有一个"席位"时，同样的问题也被唤起了。这张桌子不是为他们做的，桌子的构造是为了把他们挡在外面，因此桌子需要彻底改造，这样我们才能聚集在新的桌子周围。当我们有意义地考虑包括残疾人在内的问题时，类似的原则也常常会奏效。

仅仅把一个残疾人当作一个局外人或一个可怜的好奇者，并不能减少神经正常者的偏见。相反，研究表明，平等人士之间的合作和广泛接触是真正改变态度的必要条件。自闭症患者只在商店和餐馆被容忍是不够的。在志愿者岗位、工作场所、教堂、社区中心和健身房，我们需要得到平等的地位（相对于神经正常者）。这些公共生活中心必须彻底重组，以适应每个人的需要、工作方式和交流方式。只有当神经正常者被要求与他们的同龄人一起工作和合作时，社会脚本才会翻转，以迁就的义务取代蒙面的压力。值得注意的是，要达到这个目标，需要为所有被边缘化的人争取正义——仅仅把白种人自闭症患者和神经正常的白种人同事同等对待是不够的；黑色人种、女性、跨性别者、移民和其他受压迫的群体也必须被平等对待。

拓展神经多样性专题教育

虽然合作接触是减少偏见的强大力量，但它也给领导变革的自闭症患者带来了沉重的负担。任何一个出柜的跨性别者都会告诉你，作为一个被边缘化的人被人看成是一把双刃剑。公众意识可以很容易地把目标放在你的背上，就像它可以解放你一样。在一个真正公正的世界里，我不需要教育神经正常者我是如何思考和处理信息的，我也不需要慢慢地让人们变得宽容我，担心如果我过于戏剧性地挑战神经正常者的期望，我可能会被嘲笑或攻击。

因此，虽然让世界变得更容易接近，确实有利于自闭症患者，但这本身是不够的。到目前为止，我所建议的政策变化必须伴随着一个对公众进行神经多样性专题教育的强大计划。公立学校应该从低年级开始，在健康和社会科学课程中添设心理健康污名和神经多样性的单元。正如我在这本书中所概述的那样，残疾歧视和蒙面掩饰在我们非常年轻的时候就会袭击自闭症患者，所以，干预工作也需要尽早开始。当我们向孩子们讲授历史上的种族主义、性别歧视和帝国主义时，我们应该强调被压迫者经常被贴上歇斯底里、偏执和疯狂的标签。重要的是，所有人（包括神经多样性者和神经正常者）都要意识到，理智和"功能正常"的狭隘定义是如何被用来伤害人和趋于非人化的。心理健康问题如此普遍（每年有20%左右的人口会经历某种心理疾病），因此，从童年开始进行强大的心理教育会让全民受益。

对医生、教师和心理健康专业人员也应进行有针对性的神经多样性培训。教育工作者应该意识到，一些表现良好但孤僻的学生可能就是需要帮助的隐性自闭症患者，而行为"有问题"的孩子同样可能是神经多样性者。治疗师和咨询师需要接受更严格的培训，以满足自闭症患者的需求，用更适合自闭症患者需求的疗法来修改或取代对他们几乎不起作用的治疗方法（比如认知行为疗法）。当然，这也需要对如何治疗自闭症群体中的饮食失调、抑郁、社交焦虑和药物滥用等问题进行更多的研究。

资助这些工作的时候，自闭症和其他神经多样性科学家应该被优先考虑。发表在《成年自闭症》杂志上的许多研究表明，当受问题影响的人是研究问题的人时，科学文献可以在多大程度上得到改进和深化。即使是在21世纪10年代初我还在读研的时候，专业人士也看不起他们所谓的"网络自搜"（me-search）并暗示说，如果你在研究与你个人利益相关的东西，你就不能相信自己是客观的。这些态度正在慢慢改变，但作为一名被确诊为精神残疾的研究人员的耻辱仍然很严重。积极鼓励残疾人和神经多样性研究人员的拨款资助将大大有助于消除这种偏见。

正如我在这本书中提到的，大多数专业人士对自闭症知之甚少，尤其是成年自闭症患者和那些蒙面自闭症患者，几乎所有人都从残障医学模式的角度来看待这种残疾。我为医学专业人士提供过神经多样性话题研讨会，我也教过临床心理学，当初我惊讶地发现，大多数人甚至从未听说过残障的社会模式。对许多医护人员来说，残疾是一种可以治愈的医学缺陷，这是绝对的、坚定不移的信念。因为他们接受的训练是通过医学的视角看待差异，而且从来没有学过其他的选择，所以他们通常会把完全中立的、无害的自闭症特征和行为视为病态。我们的专业护理人员和教育工作者必须意识到，对残疾的不同理解是存在的，他们的偏见态度往往会造成原本不存在的残疾。

以下是一些常见的自闭症行为，老师、治疗师和医生倾向于将其标记为功能障碍的迹象，但这些行为是完全无害的，应该被人理解、被正常化：

常见的、健康的自闭症行为

- 集中精力研究一个自己喜欢的新话题
- 当专注于一项引人入胜的任务时，不注意声音或社交信号
- 在进入一个不熟悉的环境之前，需要确切地知道会发生什么
- 坚持一个非常严格的时间表，拒绝偏离这个时间表
- 在回答一个复杂的问题之前花很长时间思考
- 在社交活动或压力大的项目结束后，花几小时或几天的时间独自睡觉和充电
- 在做决定之前需要"所有的信息"
- 不知道自己的感受，或者需要几天的时间来弄清楚自己

对某事的感受
- 在他们遵循规则或指示之前，需要一个"有意义"的规则或指示
- 不要把精力放在那些看起来不公平或武断的期望上，比如化妆或精心打扮

专业人士和公众对自闭症的了解程度越高，自闭症患者需要掩饰的就越少。他们将不必多年憔悴、不被人看见、不被人接纳、感到被疏远，却又说不出原因。在本书的第一章里，我把一个蒙面自闭症患者比作一个未出柜的同性恋者。同性恋者一出生就被迫出柜，因为社会认为每个人都是异性恋，而社会的建立只是为了满足异性恋者的需求。在某种程度上，保持未出柜状态，成为他们努力的过程，但这是一种强加给他们的状态，而不是自由选择。同样，所有自闭症患者在出生时都被期望表现得像神经正常者。如果他们没有像孩子一样得到诊断和尊重，他们别无选择，多来年，只能继续戴着神经正常者的面具。但是，随着人们对神经多样性的接受程度越来越高，所有人都必须以同样的方式思考、行动和感受的假设将逐渐被削弱。如果神经多样性者和我们的盟友继续推动公正的治疗，我们最终可以达到这样的境地：社会不会不断地把许多自闭症患者逼成残疾人，同时又不让他们知道自己身有残疾。

全民医保和基本收入

许多自闭症患者最终被迫戴上面具，因为他们在年轻时从未

被认定为残疾人。教师和护理人员对自闭症的各种表现方式的无知是很大一部分原因，但在像美国这样的国家，缺乏医疗保险是一个很大的原因。根据美国心理健康组织2020年的调查数据，当年经历过心理健康斗争的美国人中，超过57%的人没有接受治疗。对于那些渴望治疗但无法获得治疗的人来说，没有保险和缺乏足够的保险是最常见的障碍。考虑到自闭症评估是多么昂贵以及蒙面自闭症患者找到合格的护理是多么困难，很明显，美国的精神卫生保健服务需要大幅扩大。目前，美国至少有一半的自闭症患者没有得到诊断，而女性、跨性别者、有色人种和贫困人群的诊断率可能要低得多。如果我们要使自闭症患者的经历正常化，建立健全的社会体系来支持自闭症患者及其需求，我们就需要适当地照顾所有人的心理健康。

像大多数残疾人一样，自闭症患者的失业和未充分就业的比例远远高于神经正常人群。即使是我们这些能够伪装成"专业人士"的自闭症患者，也处于非常危险的境地。工作中一个尴尬的时刻或言语上的失误可能会导致我们被解雇，尤其是如果我们明显有残疾，或者已经公开了自己的神经多样性状态。自闭症求职者很难找到工作，因为工作面试是模棱两可的、压力很大的表现场合。面试问题很少提前提供，求职者被期望提供社会认可的回答和反应，而不是显得"太过努力"。

目前，自闭症患者要么为了找到并维持一份工作而把自己伪装起来，要么申请微薄到无法维持生活的残疾津贴，而且附带着各种各样的警告和条件。如果你有残疾，你和有收入的人结婚（包括他们自己的残疾津贴），就不能减少你支付的款项。你的存款也不能超过2000美元，也不能拥有任何资产，否则你就会被取消还款资格，最快下个月就会停止还款权限。前提是你一开始就有资格享受福利。未被确诊的自闭症患者不能申请残疾救济，受助人必须定期（每隔6~18个月）重新评估他们的资格。

处理和调查残疾福利案件的成本实在高得惊人。正是出于这个原因，作家和人类学家大卫·格雷伯（David Graeber）在《毫无意义的工作》（*Bullshit Jobs*）一书中建议，仅仅为所有人提供一个基本的、普遍的、没有任何附加条件的基本收入，成本会低得多，社会效益也会高得多。虽然用普遍基本收入取代所有社会福利项目可能不是明智之举，但根据现有数据，以一种限制更少的、更慷慨的方式来提供残疾人福利，显然会提高残疾人的生活质量。而不是强迫自闭症患者（和其他人）反复证明我们真的是残疾人，真的不能工作，全民基本收入将分发给每个人，无论象征性的客套话还是实打实的断言，都提倡全民应该拥有足够的生活费。

废除监禁制度

如果不根除造成残疾歧视的压迫性、非人性化的社会结构，就不可能消除残疾歧视。正如人类学家罗伊·理查德·格林克在《谁都不正常：文化、偏见与精神疾病的污名》中以及精神病学家安德鲁·斯卡尔（Andrew Scull）在《文明中的疯癫：一部关于精神错乱的文化史》（*Madness in Civilization*）中所详述的那样，在欧洲历史的大部分时间里，精神病患者、残疾人和违法者都被关在同样的设施里。因为行为怪异而被捕和因为人身攻击或偷窃而被捕，在法律上并没有明确的界限。"罪犯"和"疯子"通常被视为可以舍弃的东西，而不是人类。然而，最终欧洲的法律体系认为，有必要将那些因为生病而表现"糟糕"的人和那些因为犯罪或邪恶而表现糟糕的人区分开来。在这一点上，庇护所和监狱是分开的，尽管这两类被监禁的人都被剥夺了合法权利。在20世纪，"邪恶"和"病态"之间的区分有所逆转，因为法医心理学家开始将违法行为解释为由反社会人格障碍、精神分裂症和自闭症等精神疾病引起的。邪恶不再被理解为一种道德状态，而是一种无法治愈的残破心理状态。但从功能上讲，这种对人性的看法并没有进步。直到今天，许多有色人种的自闭症儿童早在小学时就被送进了从学校到监狱的管道，因为一些小小的错误行为而受到严厉的惩罚，甚至当他们不服从老师或情绪崩溃时，警察也会找上门。这种反应在一定程度上是基于这样一种信念：有些人就是"坏"，最好是把他们从社会中清除出去，而不是同情他们。

刑事司法系统和精神健康系统是紧密交织在一起的，它们都有助于使残疾歧视永久化。正如我在本书前文所描述的，残疾人被警察射杀的风险极高。尤其是黑色人种和棕色人种的自闭症患者，他们遭受警察暴力和监禁的风险更高。削减警察和监狱的资金，努力废除这些压迫性的机构，将有助于解放黑色人种自闭症患者，以及其他残疾和精神疾病患者。许多反对种族主义警察暴力的人认为，应该用社会工作者或治疗师取代警察，并且在接到紧急电话时应该派遣一支国家精神健康部队前去救援。小提莫修斯·戈登和他的同伴们在伊利诺伊州帮助通过的CESSA法律正是这样做的。这样的政策改变无疑会每年挽救无数的生命，特别是黑色人种和棕色人种的神经多样性者的生命。然而，如果我们反对国家批准的种族主义警察暴力，同样重要的是，我们要审视心理健康专业人员如何强行将有色人种和残疾人送入精神病院，带走他们的孩子，宣布他们在法律上不称职，否则就会导致和警察一样的社会罪恶。2021年夏天，全世界都震惊地得知，布兰妮·斯皮尔斯（Britney Spears）被强行植入了宫内节育器，这是她合法监护权的一部分，她的父亲不仅控制着她的财务状况，还控制着她的演出日程、探望她的孩子的权利，以及探望她男朋友的能力。这些只是精神疾病和残疾患者通常被剥夺的部分权利，而对于那些缺乏像斯皮尔斯这样的公众知名度和特权的人来说，他们几乎没有追索权。

虽然具有文化能力、富有同情心的心理健康服务可以改变生活，但精神病学和心理学也对他们声称要服务的人造成了巨大的结构性伤害。从塔斯基吉梅毒研究到汉斯·阿斯伯格对"高功能"自闭症的研究，再到对同性恋者进行的强制额叶切除术，以科学和"保护"公众的名义进行了大量的暴力。当从医学和个人的角度看，提升心理健康的推动力可能很快就会扭曲为苛刻的迁就。因此，如果我们要创造一个世界，让所有来自不同背景的自闭症患者都能摘下面具，我们就必须消除那些可能会暴力惩罚失败者或拒绝服从者的权力体系。

来来来，大家一起摘下面具

大约八年前，我的朋友温迪突然辞去了律师的工作。我以为她和这个领域的许多人一样，已经精疲力竭了。在接下来的几年里，温迪慢慢转向了法律作家的新职业。这似乎更适合她，因为她可以在家工作，有更多的时间陪伴孩子们，一连几周只穿运动裤。

在我承认自己是自闭症患者之后，温迪私下找我聊了聊她生命中的那段艰难岁月。

"我女儿也有这种症状,"她告诉我,"几年前她过得很艰难,多次崩溃,没有朋友,我们不知道为什么。这就是我离开原来工作的真正原因。"我怀疑温迪自己也患有自闭症。她不爱说话,性格内向,对虚伪没有耐心。她朴实无华,留着飘逸的长发,素面朝天。敏感而有艺术气质的她,似乎从来都不适合这个注重形象的、气氛紧张的法律界。但事实证明,自闭症并不是理由:

"我真的研究了一下,但结果证明我不是自闭症患者,"她说,"我当时是不是因为工作太糟糕、孩子很痛苦而感到沮丧和焦虑?是的,当然。但在养育女儿的过程中,我发现自己并不是自闭症患者。我只是碰巧喜欢自闭症的生活方式。"

在女儿被确诊后,温迪的生活发生了巨大的变化。她放弃了自己的事业,这样她就可以参与家庭治疗了,在家教育她的孩子。他们加入了自闭症儿童及其家庭的团体,她的女儿开始慢慢地交朋友。他们一家从城市搬到了乡下的一座小房子里,他们都开始花更多的时间在户外活动上。随着温迪一家的生活节奏逐渐放慢,变得更有利于自闭症患者,温迪感到自己的抑郁情绪有所减轻。她更加放松和满足了。她抽出时间写诗、做音乐,并在年长的亲戚生病时照顾他们。

温迪说:"了解我女儿真实的样子,并以此来塑造我们的生活,这是发生在我们家最好的事情。所以,当我在网上听到其他'自闭症妈妈'谈论这是一个诅咒时,我非常生气。这是我们的救命稻草!"

当温迪发现她有一个自闭症孩子时,她的生活彻底好转了。环境迫使她放弃随大流和高效率的"仓鼠轮",也不再持续做太多的事情，退后一步，重新评估她生命中最重要的是什么。她彻底摘下了自己的面具，但她并不是自闭症患者，她摆脱了对一份不符合自己需求的工作的期望，在一个充满手工项目和杂物的、凌乱而舒适的家里勉强度日，不再感到有压力，不再想把自己拼凑成一个"拥有一切"的成功人士。

当然，所有这些大改变都是由于温迪有财政和社区的支持才得以实现的。她的配偶对搬到乡下感到兴奋。他们搬迁到的农村地区的生活成本很低，温迪可以转而从事兼职工作。由于丈夫的工作，温蒂和女儿都有医疗保险。正是因为有了医疗保险，她女儿的诊断才成为可能。这个家庭得到了社区的支持，使儿童保育和辅导成为可能。当温迪的母亲就自闭症问题说了些无知的话时，温迪能够坐下来和她一起接受治疗，解决她们过去的问题，并纠正母亲的无知。

许多自闭症患者和我们所爱的人缺乏这些优势。没有住所，没有医疗保险，没有一个由愿意与我们一起成长的充满爱心的人组成的支持网络，我们都不能自由地成为真实的、不戴面具的自我。这就是为什么摘下面具的行为不仅仅是个人的壮举。世界上所有的自我肯定和大幅度曝光的实践都无法克服不公正经济、种族主义、跨性别恐惧症或深刻的社会排斥。如果我们希望每个人都能自由地摘下面具，我们就必须努力为所有人创造一个更加公正、包容和支持的世界。

我认识很多自闭症患者，他们的诊断或自我实现对他们来说是一个澄清和肯定的时刻。在最初的震惊和羞耻过去之后，进入一个神经多样性者的身份，可以促使你重新审视你的整个生活，以及你所有的旧价值观，让你建立一些更慢、更和平、更美丽的东西。但以这种方式接受神经多样性，受益的并不只是自闭症患者。我们都应该退后一步，问问我们的生活是否符合我们的价值观，我们所做的工作和我们向别人展示的面孔是否反映了真实的自我，如果不是，我们可能想要改变什么。

当我们接受每个人本来的样子，而不是与他们独特的需求和挑战作斗争时，生活就会以一种更轻松、更易接受的节奏进行。在一个允许所有自闭症患者安全地摘下面具的世界，任何有奇怪兴趣、热情情感、环境敏感性、社交怪癖或其他差异的人都依然被视为"有价值的和完整的"。创造这样的世界需要孜孜不倦的政治工作和自闭症患者的自我宣传。但对神经多样性者和神经正常者来说，这都是值得的。

结语

融洽感

在我知道自己患有自闭症之前，我在各个方面都被深深地疏远了。我和自己产生了矛盾，无法理解为什么正常的生活对我来说如此困惑和禁锢。我脱离了这个世界，不相信别人，也不相信自己有建立联系和被人理解的潜力。因为我是如此的孤独，我的身份也完全脱离了束缚。没有一个社区可以安放我的心灵。我不知道自己是跨性别者，不知道自己有残疾，也说不清楚自己想要什么样的生活。我的内心支离破碎，一系列虚假的人格和保护罩让我与人们保持距离。只有独处的时候，我才能放下保护罩；但即使在孤独的时候，我也很痛苦和困惑。我的眼里满是防御机制，内心没有任何东西值得保护。

当一个蒙面自闭症患者缺乏自我认知或任何广泛的社会认可时，他们经常被迫将自己想象成被划分的、不协调的碎片。"这是我在工作中必须成为的人，这是我在家里必须成为的人。这些都是我幻想去做但不能告诉任何人的事情。这些是让我保持精力充沛的药物，还有我在派对上为了娱乐而撒的谎。当有人开始怀疑我有什么不对劲时，我就会使用这些分散注意力的方法来缓解紧张情绪。"我们没有机会聚在一起，形成一个我们可以命名或理解的统一整体或者其他人可以看到和喜爱的整体。我们的某些方面完全没有得到承认，因为它们不符合我们尽可能保持无害和安全的更大目标。

在跨性别群体中，我们有一个术语来形容我们中的许多人在认识到自己的性别身份并决定公开表明身份之前所处的脆弱而困惑的状态：它被称为"孵蛋模式"。"蛋"是指被跨性别群体孤立的跨性别者或者被拒绝承认自己是谁的跨性别者。当你处于孵蛋模式时，你会感到莫名其妙的不自在和不协调。你避免考虑潜伏在你内心的某些痛苦的欲望，因为面对它们会粉碎你为了生存而杜撰的顺性别身份。当我处于孵蛋模式时，我穿了很多飘逸的连衣裙和低胸上衣，因为我认为我太"女性化"了，穿我真正想穿的中性服装永远不会好看。我以为我的身体注定了我永远是一个曲线美的女人。无论我走到哪里，人们都会反复告诉我，我非常有女人味，还说我看起来"很有生育能力"。家人、朋友甚至是完全陌生的人，都想尽办法让我相信，我的女性身份应该归功于社会。我的自我憎恨和社会的排斥完全扭曲了我对自己的看法。当我终于突破这种抗拒，开始穿我喜欢的衣服，尽量压低嗓门时，我意识到我被骗了。事实上，作为一个雌雄同体的跨性别者，我看起来很好，感觉也不错。我没有因为放弃外表而失去任何东西。我很自由。

根据我的经验，作为一个蒙面自闭症患者，就像不公开自己是同性恋或跨性别者一样可怕。这是一种自我厌恶和否认的痛苦状态，扭曲了你的内心体验。虽然它经常让人感觉"疯狂"，但它实际上并不是一种内在的神经症。它是由社会上反复的、经常是暴力的坚持造成的，你不是你所说的那个人，任何相反的证据都是可耻的。

在我知道自己患有自闭症之前，我给自己强加了很多规则，争取成为"及格的"神经正常者。其中一个规则就是我永远不能买一件我自己搬不动的家具。自给自足意味着我可以随时收拾行李离开。寻求帮助或过一种相互依赖的丰富生活，就像是在我身上用鲜红的字母画上"软弱"和"可怜"的字样。我过着不需要别人帮助的生活。

我睡在充气床垫上。我用从我家旁边杂货店后面偷来的牛奶箱给自己做了一个"梳妆台"。我把我的小电视放在地板上。这些措施也实现了我为自己设定的另一个规则：我应该尽可能少花钱，并以节俭的名义牺牲舒适的感觉。我存的钱越多，我就越能自给自足，如果我因为尴尬或精疲力竭而被解雇，灾难就会少一些。同样的逻辑导致了我的饮食失调和社会孤立状态。作为一个不吃不喝不出门的人，他的生活是廉价的和低风险的。我要让自己变得越来越小才能生存。我想知道为什么我总是那么不开心和不舒服，为什么我在房子里跺脚哭了好几个小时，却没有意识到是强迫性的自我否定导致了我的痛苦。

自闭症面具让我和我爱的人疏远了。我从不让自己在任何人面前变得脆弱，不让自己分享任何在我内心翻滚的愤怒、沮丧、不安或强迫性的渴望。当安全人士主动提出与我联系时，我会把他们赶走，把他们拒之门外。朋友们问我过得怎么样，我的回答充满了敌意。他们试图向我示爱，我却僵住了。当我的身心崩溃时，我尽我所能地继续表现得坚如磐石。即使是最能接受我的亲人，也别无选择，只能爱一半的我。我也几乎不知道自己是谁。当我有空闲时间的时候，我只是一个人坐在房间里，盯着墙看或者漫不经心地上网。

有一天，我和表弟坐在游乐园的热水浴缸里，听他说我们家的每个人都是自闭症患者，一切都在那一天开始慢慢改变。一开始我还没准备好接受这个消息。但当我听到这个词被用在我的亲戚身上时，我情不自禁地把它用在了我自己身上。我的生活都是一堆互不相连的部分，但现在，我自己的形象和我所经历的事情的名字终于结合在一起了。

疏离感的对立面是融洽感，后者是一种心理性联系和整体性身份。拥有融洽感的人可以看到一条贯穿线，将他们在不同时间和地点的许多自我连接起来。当然，每个人都会随着时间的推移而改变，并根据他们所处的环境或背景改变他们的行为。没有静止的"真我"会停止适应和改变。对蒙面自闭症患者来说，这个事实真的很令人不安，因为我们可能缺乏一个始终如一的"故事"来告诉自己我们到底是谁。我们的个性只是达到目的的手段，是由外部环境驱动的，而不是由某种内在力量或欲望驱动的。然而，拥有完整身份的人不会被变化和差异困扰，因为他们看到了一种贯穿于他们一生的联系：贯穿他们一生的核心价值观，以及一个关于个人成长的故事，这个故事解释了他们如何从曾经的自己变成今天的自己。

有关研究（尤其是心理学家丹·麦克亚当斯和乔纳森·阿德勒几十年的研究）发现，具有融洽感的自我认知者通常具有很强的适应力、灵活性和自我宽恕能力。当生活变得充满挑战时，他们能够发展新的技能和支点。他们视自己为人生故事的主角。他们也更有可能经历创伤后的成长，把痛苦的过去理解为帮助他们成为一个灵活的人，可以帮助别人，而不是把它看作一种可怕的"污染"，破坏了他们的生活或削弱了他们。麦克亚当斯和他的同事们特别注意到，随着人们逐渐成熟或从创伤中恢复过来，他们倾向于编造一个关于自我救赎的故事。自我救赎观倾向于强调一些关键品质：

自我救赎的关键品质	
有生产力	致力于改善世界或造福子孙后代
敏感	关心他人的需要，关心社会上的不公平现象
坚守价值观	形成自己的一套核心信念和价值观，指导一生的行为
平衡独立与联系	对自己的能动性和权力有强烈的意识，但也能与他人建立有意义的联系，并认识到我们都是相互依存的

让我吃惊的是，自我救赎与摘下面具的过程是如此兼容。从本质上讲，自我救赎是一个没有面具的自闭症自我：不以自己的敏感为耻，坚定地致力于自己的价值观，热情地为自己所关心的事业所驱使，足够强大地自我倡导，足够脆弱地寻求联系和帮助。一个有完整的、自我救赎意识的人，知道自己是谁，并不为此感到羞耻。他们能够以尊重自己的感情和个人道德的真实方式解决生活中的紧张关系。

在麦克亚当斯和阿德勒的作品（以及其他人的相关作品）中，没有一条路是一个人为了培养一种自我救赎的感觉而必须要走的。人们发现，"叙事疗法"对于那些想要重新审视自己讲述的关于自己的生活和过去的故事，并以新的视角看待过去生活的人是有益的。一些初步证据表明，叙事疗法对患有社交焦虑或沟通障碍的自闭症患者也有益。然而，当一个人开始了解自己并建立健康的、支持性的感情纽带时，救赎自我也可以有机地出现。在我自己的生活中，我知道，如果我约见其他自闭症患者并努力理解自闭症的真相，我自然会写出一个关于我的过去和真实自我的新"故事"。

希瑟·R.摩根的基于价值观的融洽感练习的最后一步是用三五个词来总结你的核心价值观，并思考这些价值观如何相互联系，以形成一个有凝聚力的整体。为此，希瑟经常鼓励客户用最适合他们的视觉隐喻来描绘他们的价值观是如何相互联系的。希瑟的一个客户把他的五个价值观（开放、接纳、成就感、升级和魅力）分别画成了吉他上的某根弦。每一个价值观都可以被激活并独自"演奏"，但只有当每一个价值以一种和谐的共鸣方式结合在一起时，它们才能制作出最好的音乐。另一个人把他的价值观（同情、归属感、创造力、正直、内在价值和正义）画成了彩虹中的不同颜色。还有一个人把他的价值观看作自行车车轮上的独立辐条，所有辐条都相互支持，使自行车前进成为可能。这些隐喻反映了希瑟的客户如何看待他们的价值观原则彼此之间的联系，并帮助他们将生活视为一个整体，而不是潜在的一部分。

这里有一些空间让你探索你自己的价值观是如何相互关联的。为了完成这个练习，你需要重新阅读序言、第五章和第七章中基于价值观的融洽感练习。

一个人的价值观并不一定都像这些例子中的隐喻一样重要。

⌬ 基于价值观的融洽感 ⌬

把你的价值观放在一起

1.重新审视你在本书序言中描述的生活中的关键时刻，以及你在第五章中确定的、这些时刻要遵循的3~5个核心价值观。

在这里列出你的价值观名单。理想情况下，你需要确定3~5个不同的价值观：

_____

_____

2.在下面的空白处，写下每个价值观的定义。记住，这是你自己的个人定义，而不是公认的字典定义。你需要明确每个价值观对你意味着什么。

价值观的名字：_____

这个价值观对我来说意味着什么：

_____

价值观的名字：_____

这个价值观对我来说意味着什么：

_____

价值观的名字：_____

这个价值观对我来说意味着什么：

_____

价值观的名字：_____

这个价值观对我来说意味着什么：

_____

3.画一幅图来表明你的价值观，并展示各个价值观之间相互联系的方式。这张图可能代表了对你很重要的爱好或经历，或者可能会唤起你感到特别有活力的某个关键时刻。你的目标是创造一个形象，将你所有的价值观联系在一起，并帮助你想象和记住这些价值观的具体内容。

你可以画一个支柱作为核心价值观（比如爱）支撑着其他价值观，或者画一把大伞作为主流价值观覆盖和保护其他价值观。希瑟的一个客户把他的三个价值观画成了船锚的辐条，把第四个价值观画成了将船锚和他的生活之船连接起来的钩子。

在写这本书的初稿时，我花了几个月的时间来指导自己完成希瑟·R.摩根基于价值观的融洽感练习。我仔细考虑了过去那些让我觉得自己真正活着的关键时刻。我对其他自闭症患者进行的采访和我所做的研究有助于指导我的自我反思。最后，我回忆起我过去的许多强大时刻，当时我感到自己满血复活，也意识到自己就是一个活生生的人，这些时刻让我清楚地知道我的核心价值观是什么。我觉得有必要在这里分享一下：

价值观1：坦率

这个价值观对我的意义：诚实地分享我的感受和我看待事物的方式。分享一些可能不太方便但真实且重要的观察结果。要对自己诚实地回答这些问题：我是谁？我喜欢和谁在一起？我想要什么？看到有人被虐待时，我应该替他鸣不平。

价值观2：勇气

这个价值观对我的意义：相信自己的直觉，愿意承担风险。即使不受欢迎，也要坚持自己的信仰。我要热情地、充满激情地对我想要的东西说"是"，而不是找借口说"不"。比如，我要大声且大胆地表达自己的情绪。又如，我不要占用空间、滥竽充数，也不要饥肠辘辘地吞噬生命。

价值观3：灵感

这个价值观对我的意义：观察周围的世界，让自己充满创意，与世界分享我的想法和激情。倾听我自己的创造性驱动力和顿悟爆发力。做一盏指引他人的明灯，让人们做对自己最有利的事情。

价值观4：激情

这个价值观对我的意义：给自己空间去深刻地感受事物。腾出时间来悲伤、生气、怨恨或快乐。不再基于他人接受情绪的方式去过滤自己的情绪。不为真实的自己而感到羞耻，追求我想要的、让我感觉良好的东西，脱离让自己困扰的处境。

退一步，看一看我的关键记忆和核心价值观，我才发现自己是一个充满活力的、强大的、头脑清醒的人，我总是在成长，我多次站起来捍卫对我来说重要的人和想法。我与那个无能、无力、无知、需要帮助的形象截然不同，而我一直担心那些健全的人会这么看我。我也不像自己常常伪装成的那个冷漠、被动的知识分子。

这个练习也让我痛苦地意识到，过去蒙面自闭症的生活有多么阻碍我，让我多么不满。我独自一人在公寓里，不与任何人交往，没有空间去激励他人或表达自己。我非常害怕让别人不高兴，所以我不敢冒险为我的信仰挺身而出，也不沉溺于任何能给我带来快乐的事情。我试图塑造一个神经正常者的角色，这让我很失望——因为真实的我是一个美丽的人，值得拥有更多。

　　这个练习的理想结果是帮助自闭症患者更加信任自己。回首往事，我从来没有后悔过任何一个由坦率、自信、灵感或激情所引导的决定。每次我打破礼貌的废话，辞去一份不满意的工作，答应一个随机的邀请，毫无保留地表达自己的观点，或者突然冲动地做了个文身，都会产生不可思议的感觉。就像在水下待了一辈子之后，终于可以呼吸新鲜空气一样。另外，我也能回忆起无数糟糕而令人遗憾的决定，这些决定都是出于恐惧、抑制或礼貌的欲望。每次我为自己的感情冲动而道歉，淡化自己的需求，答应接受一份不适合我的工作，或者容忍一段不尊重我的友谊，都让我感到沮丧和焦虑。这些从来没能帮助我维持一段有意义的关系。这一切都是在浪费我的时间，让我的心中充满怨恨。无论付出什么代价，做自己总是更好的选择。

　　当我思考如何将自己的四个价值观融入一个更大的整体时，我就会想象一个保护罩。就在人生发生转变的时候，我给自己取名"德文"（Defen），灵感源自"defender"，因为该单词的意思是"防御者"。当我隐藏自己的跨性别和自闭症身份时，我曾经畏畏缩缩、百般防御。我的整个存在都是在为真实的我而道歉。现在，我从真实的自己身上汲取力量，我的目标是成为他人的保护罩：一个坚定、勇敢的存在，直面这个世界，并试图庇护那些需要帮助的人。我的价值观保护着我和我关心的人。我曾经相信我的自闭症面具能保护我，实际上它只会拖累我。尊重我以前的价值观，只会适得其反。它把我最自闭的特质放在了最显眼的地方，毫不掩饰，还引我披挂上阵。如今，我感谢现在的自己，我知道别人也会感谢现在的自己。在成为自闭症患者的过程中，我遇到了很多人，他们沿着类似的道路走向自我接纳和敞开心扉的前景，在经历了多年虚假、恐惧的表现后，最终感到自由、完整并与自己的价值观相适应。我也希望大家能拥有同样的收获。

我不想假装自闭症患者的生活是不需要努力的。残疾歧视是一种强大的压迫力量。有很多自闭症患者永远无法完全摘下自己的面具。我们中的一些人处于极其危险的境地，敞开心扉的做法变得非常危险。一些自闭症患者得出了这样的结论：我们最好是在得到认可的地方摘下一小块面具，在其他地方保持面具完好，而不是冒着无家可归、警察暴力、关系虐待或被迫机构化的风险去彻底摘下面具。对他们来说，既需要系统性的社会变革，也需要显著改善生活环境。

大多数自闭症患者没有充分就业，遭受着压榨、孤立和贫困的折磨。对于女性、跨性别者、黑色人种、贫困或被边缘化的蒙面自闭症患者来说，摘下面具是特别危险的举措。即使对我们这些有自由彻底摘下面具的人来说，仍然有很多社会评判和过去创伤的痛苦需要与之搏斗。单个人坚持自我价值并不足以克服这些力量。根据定义，在一个拥抱神经多样性的世界，所有人、所有文化和所有存在方式都能获得同等程度的尊严、自主权和尊重。然而，对于寻求获得广泛认可和正义的自闭症患者来说，摘下面具既是向前迈出的重要一步，也是在世界仍然不公正的情况下保持理智的一种方式。我目睹了一个自闭症患者的改变之旅：他逃离了不安全的环境，找到了一个认可他的社区，他的社交网络瞬间发达，他的心情豁然开朗。我自己也经历过这个过程。如果我们不说出共同的奋斗历程，彼此建立社区联系，并大声宣布我们的功能模式没有遭遇破坏，那么我们将永远无法建立一个更加神经多样化的社会。许多神经正常者的世界仍然想要"治愈"我们的差异，使用基因疗法和筛查工具来阻止更多的我们出生，还滥用治疗方法来训练我们变得更顺从，就像狗一样。即使我们当中那些没有被迫接受正式自闭症治疗的人，也仍然日复一日地受到操纵和压力，变得更渺小、更柔软、更讨人喜欢。

摘下面具就是露出不服从的骄傲面孔，拒绝屈服于神经正常者需求的重压。这是一种大胆的行动主义，也是一种自我价值的宣言。摘下面具就是拒绝沉默，停止被隔离和被隐藏的状态，与其他残疾人和边缘化人群并肩而站，全体岿然屹立。只有当我们知道自己是谁，并认识到我们从来不需要隐藏的时候，我们才能坚强而自由地站在一起，从而得到强大的认可和彻底的接纳。

致 谢

感谢我的经纪人珍妮·埃雷拉（Jenny Herrera），她看到了我的写作潜力，给了我信心，让我有勇气追求自己从未有过的作家生活。我以前说过，现在再说一遍：你真的改变了我的生活。非常感谢我的编辑米歇尔·艾尼克莱瑞克（Michele Eniclerico）：你对这本书的兴趣和支持，还有你的敏锐问题、富有洞察力的重组建议，以及你对我的判断力的信任。我非常感激你鼓励我写这本书，专门针对自闭症患者，而不是诉诸神经正常者的目光。第八章是我现在最自豪的部分，如果没有你的建议，它甚至不会出现在这里。感谢洛约拉大学继续与专业研究学院的珍妮·维登（Jeanne Widen），是你一直支持我的写作工作，并将其视为我学术身份的重要组成部分。你一直对我如此热情和信任，我非常感激。感谢和谐图书（Harmony Books）出版集团的整个团队，是你们把这本书打造得如此漂亮，并让它成功上市。

很多自闭症和其他神经多样性话题的作家和思想家在本书的形成过程中发挥了不可或缺的作用：希瑟·R.摩根、詹姆斯·芬恩、杰西·梅多斯、玛尔塔·罗斯、凯兰·克鲁克山克、小提莫修斯·戈登、泽西·诺厄和杰西·怀特。感谢你们和我分享的每一次对话，感谢你们为社区创造的所有资源，感谢你们给我的所有反馈。阿米娜斯·沙伯、拉比·鲁蒂·里甘、珍·怀特·约翰逊、斯凯·库巴库巴、塞缪尔·迪伦·芬奇、克里斯蒂安娜·欧贝萨姆纳、莱恩·芬（Rian Phin）、蒂凡尼·哈蒙德（Tiffany Hammond）、阿南德·普拉拉德，以及我在本书中引用的其他人：感谢你们所创造的一切。感谢每一个允许我为本书采访的人，也感谢数百名在线的自闭症患者，他们对你的想法和对我的想法的反馈做出了回应。在写这本书的时候，我尽可能多地从自闭症患者的角度出发，我希望我尊重了大家和我分享的所有故事，并以应有的尊重和感激对待大家的慷慨。

感谢这些年来帮我缓解崩溃情绪的每一个人，尤其是在我不了解自己或如何与他人相处时给予我恩典的每一个朋友。我做了那么多让自己远离爱我之人的事情，因为我被怀疑和恐惧吞噬，但你们的爱和诚实是我的试金石。感谢每一位自闭症和神经多样性的朋友，自从我陈述自己的自闭症以来，你们向我敞开心扉，给彼此一个交换生活小窍门和共情的好机会。感谢我的家人一直让我做自己，让我用自己的体验说话，而不是试图扼杀自己的声音。感谢 Dump Truck Discord 服务系统的所有朋友们，感谢你们在疫情期间让我感觉相对的稳定和真正的互联。最后，感谢尼克，你调暗灯光，让我有理由离开繁忙的活动，在床下建造一个感官冲击力强大的"恐慌房"，当象棋网站的音效太吵时，请戴上耳机。很多时候，我仍然讨厌自己那么易怒和需要帮助，也不明白为什么有人会像我一样爱我。我保证，有一天，我会认识到，你们无条件的接纳和爱是我（和你们，以及所有的人！）应得的。